活血利水法
在眼科的
临床应用

彭清华　彭俊　编著

HUOXUE LISHUIFA
ZAI YANKE DE LINCHUANG YINGYONG

U0390090

化学工业出版社
·北京·

内容简介

本书介绍了中医活血利水法治疗眼科疾病的相关研究成果。书中从活血利水法的形成与理论基础、活血利水法的常用方药、活血利水法在眼科的临床应用三方面展开论述。系统梳理了活血利水法的形成历史、理论基础、常用方药，介绍了编者团队多年来采用活血利水法治疗眼科疾病的临床经验，书末介绍了国内其他研究者应用活血利水法治疗眼科疾病的研究情况。本书具有学术性和临床实用性，可作为中医师、中西医结合临床医师、研究生和科研工作者的参考用书。

图书在版编目（CIP）数据

活血利水法在眼科的临床应用/彭清华，彭俊编著. —北京：化学工业出版社，2023.5
ISBN 978-7-122-43038-0

Ⅰ.①活… Ⅱ.①彭…②彭… Ⅲ.①眼病-活血-中医治疗法 Ⅳ.①R276.7

中国国家版本馆CIP数据核字（2023）第039642号

责任编辑：陈燕杰	文字编辑：张晓锦
责任校对：李雨晴	装帧设计：王晓宇

出版发行：化学工业出版社（北京市东城区青年湖南街13号　邮政编码100011）
印　　装：三河市航远印刷有限公司
710mm×1000mm　1/16　印张14$\frac{1}{2}$　字数171千字　2023年6月北京第1版第1次印刷

购书咨询：010-64518888　　　　　　　　　售后服务：010-64518899
网　　址：http://www.cip.com.cn
凡购买本书，如有缺损质量问题，本社销售中心负责调换。

定　　价：98.00元

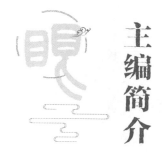

主编简介

彭清华　二级教授、主任医师、博士生导师、博士后合作导师，现任湖南中医药大学副校长，国家中医药领军人才"岐黄学者"，国务院学位委员会学科评议组成员，教育部高等学校中医学类专业教学指导委员会委员，全国中医中药专业学位研究生教育指导委员会委员，湖南省人民政府学位委员会委员，新世纪"百千万人才工程"国家级人选，兼任全国眼底病中医医疗中心主任，中医药防治眼耳鼻咽喉疾病与视功能保护湖南省工程技术研究中心、湖南省重点实验室主任。担任"十二五""十三五""十四五"国家行业规划教材《中医眼科学》《中医五官科学》和国家卫生健康委员会"十四五"规划教材《中西医结合眼科学》主编。主持承担国家重点研发计划课题、国家自然科学基金面上项目等各级科研课题50余项，获省部级及全国一级学会科技成果一等奖9项、二等奖14项、三等奖12项，湖南省高等教育省级教学成果一等奖2项、二等奖2项、三等奖1项。指导培养硕士、博士研究生及博士后196名，指导论文中获湖南省优秀博士、硕士学位论文16篇，全国中医药优秀博士论文一等奖、二等奖5篇。先后获教育部全国高校青年教师奖、卫生部有突出贡献中青年专家、全国百名杰出青年中医、中华中医药学会科技之星、全国优秀科技工作者等荣誉，享受国务院政府特殊津贴。《数字中医药（英文）》《数字中医药与诊断》杂志主编，《湖南中医药大学学报》《中国中医眼科杂志》《中医眼耳鼻喉杂志》副主编等。

彭俊　医学硕士，博士研究生，助理研究员。主持国家自然科学基金青年项目1项，湖南省科技厅、湖南省教育厅、湖南省中医药管理局科研项目及大学开放基金课题10余项。作为主要研究人员，获教育部科技进步二等奖、湖南省科技进步奖一等奖和二等奖、省自然科学奖三等奖及全国一级学会科学技术奖一等奖、二等奖12项，获湖南省优秀硕士学位论文奖励。以主编、副主编身份出版《眼科名家临证精华》《中医局部特色诊法》《中西医结合眼科学》等著作6部，在国内外学术期刊发表学术论文30余篇。读研期间，曾获湖南中医药大学"学术之星""杰出学子奖"和研究生国家奖学金。

前言

　　活血利水法是以具有活血化瘀、利水渗湿作用的方药，治疗血水互结或血瘀水停病证的方法。尽管该治法目前在内科部分疾病的治疗中得到较广泛的应用，但我们通过查阅以往的眼科专著和其他综合性著作中的眼科部分，未见有关眼科疾病采用活血利水法治疗的理论论述；同时分析以往出版的如《银海精微》《外台秘要》《太平圣惠方》《原机启微》《秘传眼科龙木论》《证治准绳》《审视瑶函》《医宗金鉴·眼科心法要诀》《目经大成》等70余种医籍中眼科方剂5800余首（不含药味相同的重复方剂），也未见一方能体现活血利水的治法。新中国成立后至20世纪90年代前出版的眼科书籍及1988年以前在学术期刊上发表的学术论文，也未曾有人明确提出用活血利水法治疗眼科疾病。自20世纪80年代末以来，我们在国内首次提出眼科水血同治的理论以后，采用活血利水法治疗眼科疾病已被眼科医师所熟知，并在眼科临床逐步推广。为了进一步推广应用眼科活血利水法，特编写《活血利水法在眼科的临床应用》一书。

　　近20年来，我们在国家自然科学基金、教育部博士学科点专项基金、中国博士后科研基金、国家中医药管理局科研基金、湖南省人民政府优秀博士学位论文基金、湖南省自然科学基金、湖南省科技厅科研基金、湖南省教育厅科研基金、湖南省中医药科研基金、湖南省研究生创新基金及湖南省高层次卫生人才"225"工程领军人才培养项目等30余项科研及人才培养基金的资助下，对基础实验和临床应用等做了大量的研究工作，本书拟就作者在临床上运用活血利水法治疗青光眼、视网膜脱离、玻璃体积血、视网膜静脉阻塞、增生性玻璃体视网膜病变、糖尿病性视网膜病变、老年性黄斑变性、眼外伤等眼科疾病的经验进行总结介绍。眼科活血利水法的相关研究成果，曾先后获中华中医药学会科学技术奖一等奖和二等奖、湖南省科技进步一等奖和二等奖、教育部科技进步二等奖、中国中西医结合学会科学技术奖一等奖和二等奖等省部科技奖励27次、厅局级科技奖励6次。经国家中医药管理局、湖南省科技厅、湖南省教育厅、湖南省中医药管理局等部门组织专家鉴定，认为其学术水平达国内同类研究的领先地位，部分研究达国际先进水平。本书将从活血利水法的形成与理论基础、常用方药、在眼科的临床应用等三方面，系统介绍作者及其团队临床运用眼科活血利水法的经验。

本书分为三章。第一章论述活血利水法的形成与理论基础。本章从《黄帝内经》关于活血利水法的论述、《金匮要略》对活血利水法的阐发、《温病条辨》有关水血相关的论述、《血证论》有关水血同治的论述、后世医家运用活血利水法举隅等方面，论述活血利水法的发展概况；从生理上水血同源、病理上水血互累、治疗上水血同治等方面，论述活血利水法的理论基础。第二章为活血利水法的常用方药。分为活血利水法常用药物、活血利水法常用方剂两节。第三章为活血利水法在眼科的临床应用。对作者采用活血利水法治疗眼外伤（包括眼睑挫伤、外伤性前房积血、视网膜震荡伤、内眼手术后角膜水肿）、玻璃体积血、青光眼（慢性高眼压、开角型青光眼、抗青光眼手术后、外伤性前房积血继发青光眼）、视网膜静脉阻塞、视网膜动脉阻塞、视网膜脱离复位术后、单纯型糖尿病视网膜病变、中心性浆液性脉络膜视网膜病变、中心性渗出性脉络膜视网膜病变、老年性黄斑变性、黄斑囊样水肿、外层渗出性视网膜病变、缺血性视神经病变的经验进行临床总结，每节编写形式不拘一格，有的是临床观察病例的总结，有的是典型医案，有的则是作者采用活血利水法治疗该病的方法介绍。

书末附有他人应用活血利水法治疗眼科疾病的临床研究情况。

本书在编写中，力求科学性、实用性和可读性，但由于作者学术水平和能力有限，书中不足之处在所难免，恳请国内外同行专家批评指正，以便重印或再版时进一步补充、修改和完善。

彭清华　彭俊
2023 年 4 月于长沙

目录

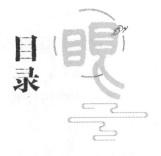

第一章

活血利水法的形成
与理论基础

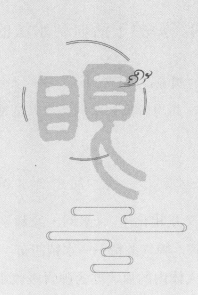

活血利水法的发展概况

活血利水法作为中医的一种经典治疗方法，它的发展经历了漫长的岁月。总结而言，主要包括了：《黄帝内经》的奠基阶段，《金匮要略》的论治阶段，《温病条辨》的发展阶段，《血证论》的深入阶段；后世医家也在不同的疾病中广泛应用这些理论，并取得良好的效果。接下来，我们就从上述几个历史阶段来探讨活血利水法的发展概况。

一、《黄帝内经》关于活血利水法的论述

作为中医理论的渊源，《黄帝内经》中的大量理论论述，奠定了水血相关的理论基础，并为后世血水同治以及活血利水治法的提出，产生了深远的影响。

（一）提出血水来源一致，同出自水谷精微，化生于脾胃

水与血同源，又互相化生。《素问·经脉别论》曰："饮入于胃，游溢精气，上输于脾，脾气散精……水精四布。"由此可见，人体内的水产生于脾胃；而人体内的血，亦为脾胃吸收水谷之精微所化生，正

如《灵枢·决气》所述："中焦受气取汁，变化而赤，是谓血。"《灵枢·痈疽》云："津液和调，变化而赤为血。"因此，水与血俱源于饮食水谷，化生于后天脾胃。津液在脉外，血在脉中，但是它们之间是可以互相化生的。津液可以渗过脉管进入脉中，与营气结合，变化而赤为血。这说明血和水的生成都来源于水谷之精气，生理上二者相互资生、相互转化、相互为用。同时，津液又是血液的重要组成部分，故有"津血同源"之说。

（二）提出血水循行输布规律类似，可以相互转化

《灵枢·邪客》曰："营气者，泌其津液，注之于脉，化以为血。"而血脉中的液体，一旦与营气分离，渗出脉外，自然就成为津液，进而出于腠理，便为汗。因此，有"汗者，血之液"之说。

《素问·经脉别论》曰："脾气散精，上归于肺，通调水道，下输膀胱，水精四布，五经并行。"说明了水是因气而流动输布的。血的循行亦离不开气。《素问·六节藏象论》曰："肺者，气之本。"循行于周身的血脉，均要汇聚于肺，在肺气的推动下，使血液得以布散全身。因此，水与血均倚气而输布循行。

水和血都是构成人体和维持人体生命活动的最基本物质。津液对肌肤、孔窍、脏腑、骨髓、骨节等有濡养的功能。《灵枢·决气》曰："腠理发泄，汗出溱溱，是谓津……谷入气满，淖泽注于骨，骨属屈伸，泄泽，补益脑髓，皮肤润泽，是谓液。"《灵枢·五癃津液别》曰："津液各走其道，故三焦出气，以温分肉，充皮肤。"血对机体亦有滋养濡润的功能。《灵枢·平人绝谷》曰："血脉和利，精神乃居。"说明了血对精神的滋养作用。《素问·五脏生成》曰："肝受血而能视，足受血而能步，掌受血而能握，指受血而能摄。"指出血的滋濡对机体感

官和运动功能作用亦大。血对机体生命活动的维持，诚如《灵枢·营卫生会》曰："中焦亦并胃中，出上焦之后，此所受气者，泌糟粕，蒸津液。化其精微，上注于肺脉，乃化而为血。""以奉生身，莫贵于此。"综上所述，可见水与血皆有形而主静，属阴，对机体都有滋养和濡润作用[1]。

（三）提出水血病理相关，相互累及

水的生理情况是指津液，而水的病理状态是指水饮痰湿[2]。津与血，不仅同生互化，而且生理功能相似，均具有滋润和濡养的作用。病理上，血的一部分渗出脉外而成水液，为病理之水；水湿凝聚阻碍血运，亦可致瘀。

《素问·脉要精微论》云："肝与肾脉并至，其色苍赤。当病毁伤，不见血，已见血，湿若中水也。"因此，血液过度耗伤的人，必同时耗伤津液，津液亏虚，汗出无源而汗少；津液耗伤过度的人，化血无源而血少。故《灵枢·营卫生会》曰："夺血者无汗，夺汗者无血。"揭示了血竭津枯，津亏血涸的相关病理。

水与血的输布循行均倚气机流畅。当气机阻滞不能布津或帅血时，势必影响血或津的正常循行布散，从而导致相关的病理过程。《灵枢·百病始生》曰："温气不行，凝血蕴里而不散，津液涩渗，着而不去，而积皆成矣。"当阳气不能温煦血脉，血凝聚蕴里不得布散，津液亦涩滞不行，留着而不消散，于是积证就形成了。《灵枢·刺节真邪》曰："津液内溢，乃下留于睾，血道不通，日大不休，俯仰不便，趋翔不能。此病荥然有水。"当津液内溢，留积在阴囊中，引起血脉不通，瘀血阻滞，则阴囊水肿日渐增大，诸症也就随之而起。《黄帝内经》的这些论述，又进一步阐述了水阻血瘀、血滞水遏、水血搏结的相关病理机制。

《黄帝内经》还指出，当水停引起血瘀时，常可反映于血脉的体征。《灵枢·水胀》曰："水始起也，目窠上微肿，如新卧起之状，其颈脉动。"又曰鼓胀为"腹胀，身皆大，大与肤胀等也，色苍黄，腹筋起"。"腹筋起"，杨上善"筋"作"脉"，系指腹部有青色络脉暴露如筋。"脉为血府"，其水肿病之"颈脉动"；鼓胀病之"腹筋起"，均揭示了水停血阻的病理征兆。

（四）提出水血疾病治法相辅相成，兼治则效彰

水血病理相关，决定了二者治疗的相辅相成。当水液敷布失常、水遏血瘀时，其治疗如囿于见水治水，则力有不逮。此时，必须水血兼治，其疗效才相得益彰。故《素问·汤液醪醴论》对水肿病提出了"平治于权衡，去菀陈莝"的治则[3]。《灵枢·小针解》对此指出："菀陈则除之者，去血脉也。"可见，"去菀陈莝"，除攻逐水邪外，尚包括去除郁结于体内的瘀血。

《黄帝内经》还制定了水证治血的方剂。《素问·腹中论》曰："有病心腹满，旦食则不能暮食，此为何病？岐伯曰：名为鼓胀。帝曰：治之奈何？岐伯曰：治之以鸡矢醴，一剂知，二剂已。"《日华子本草》曰："破血。"醴即酒类。《景岳全书》曰："盖酒为水谷之液，血亦水谷之液，酒入中焦，必求同类，故直走血分。"可见，鸡矢醴当为活血利水之剂。《黄帝内经》针对水证治血，还明确提出了可用取血络放血的针刺疗法，使水肿消退。意即用针刺治疗肤胀和鼓胀时，首先用针泻其疾血的络脉，然后再根据虚实来调理经脉。说明此是以刺恶血的方法，疏通经络，治疗水肿病，可谓是活血利水法之滥觞。除《素问·汤液醪醴论》记载对水气病治疗"可缪刺其处"外，《灵枢·水

胀》进一步指出："肤胀鼓胀，可刺邪？岐伯曰：先泻其胀之血络，后调其经，刺去其血络也。"论述了对肤胀和鼓胀，可先泻充盈有瘀血的络脉，然后再调理经脉，以去其血络上的瘀血，从而取得治疗肤胀鼓胀的效果。

《灵枢·营卫生会》曰："夺血者无汗，夺汗者无血，故人生有两死，而无两生。"故对于失血、血虚患者，不能妄夺其汗；对于脱汗者，也不能用动血之品或针刺放血等疗法，进而寓示了血竭忌汗、汗脱忌劫血的禁忌。

二、《金匮要略》对活血利水法的阐发

医圣张仲景在《黄帝内经》的基础上，进一步在水饮痰湿以及津血的病机治法上实施了发展。医圣首先揭示水血相关的理论渊源，阐述了"血不利则为水"、水遏血病及血水并病等血水相关的病理机制，然后指导了具体治法，归纳为忌汗秘血、衄以代汗、调津凉血、养血利尿、养血利水等多条治法[4]。

（一）阐述了血水相关的病理机制

医圣张仲景在《黄帝内经》的基础上，将血水相关的病理机制进一步丰富和系统化。《金匮要略·水气病篇》论述了"血分"，明确提出了"血不利则为水"的病理学思想。而且医圣秉着临床实践的原则，在一些具体疾病中，详细阐述了血水相关理论是怎么影响这些疾病病机的。如《金匮要略·水气病篇》第十九条："少阳脉卑，少阴脉细，男子则小便不利，妇人则经水不通；经为血，血不利则为水，名曰血分，此病难治；先病水，后经水断，名曰水分，此病易治。"这一节条

文，阐明了由于血病而累及于水病，即"血不利则为水"。就《金匮要略》的本义而论，是指因下焦阳衰寒盛，胞中之血凝而不行，故月经不利，由此而继发的水肿，其原因在于血，故将之称为"血分"。《金匮要略·水气病篇》第二十条曰："经水前断，后病水，名曰血分。"可见，仲景已对血病致水和水病致血早有明确的划分，丰富了《黄帝内经》病机学说，并且对症状及预后有深刻的认识。后世《丹溪心法》曰："痰挟瘀血，遂成窠囊。"《景岳全书》曰："而痰涎皆本气血……津液败而气血即成痰涎。"《证治准绳》曰："痰积既久……瘀浊臭秽无所不有。"《血证论》曰："血积既久，亦能化为痰水。"均是对这一思想的继承与发展[5]。虽然妇人独有其生理特点，某些疾病的发生有特殊之处，但是对于"血不利则为水"来说，则非专指妇科而言。唐容川谓："女子要血循其常，男子亦要血循其常。""男子则血之转输，无从觇验，女子则血之转输，月事时下。"因妇人有经水不通，故知血分不利而积渐阻滞，则水病乃成，易于辨认而已[6]。

（二）阐述了血水同治的治法思想，并提出了示范性方剂

张仲景明确提出"血不利则为水"的病理学思想之后，率先使用"活血利水法"，并不局限在水肿、经闭两证，凡缘于水、湿、痰、饮、瘀血所致诸如腹满、腹痛、呕吐、泄泻、黄疸、癃闭、痰饮、悬饮、溢饮、支饮、癥瘕、积聚、心悸、胁痛、痛经皆可运用。凡血分病变或水分病变，不论其临床上有无明显涉及血分或水分的征象，都可采用这一疗法。另外，仲景所用利水法不单纯指利尿而已，尚包括逐水、渗湿、燥湿、化痰、发汗等法在内，是个广义的概念。因此，活血利水法也不应当是单一的含义，而应是血水并治、痰瘀并治、湿瘀并治

等法的统称。同时《金匮要略》大量篇幅中都涉及了"活血利水法"的方剂[7]。

血水同源，血水同病，故作为病因及病理产物的瘀血与水湿痰饮也是同源的。因而，活血对利水有利，而利水则对活血有利，故血水同治。血水同治在《金匮要略》中包括活血并利水、活血促利水、利水促活血三种治则[8]。

1.活血并利水

对血水互凝致病、痰瘀并重者，需活血化瘀与燥湿化痰、利水并重。

（1）鳖甲煎丸　在《金匮要略·疟病脉证并治》治疗痰浊瘀血所结成疟母的鳖甲煎丸中，既用了大黄、䗪虫、桃仁、牡丹皮、鼠妇、蜣螂等活血破瘀药，又用了半夏、射干、葶苈子、石韦、瞿麦等利水消痰药。其具体治疗方法在《金匮要略·妇人妊娠病脉证并治》中则表现得尤为显著。

（2）当归散、白术散　妇人妊娠，气血津液聚集于下，以化育胎儿，因而容易影响到气血津液的运行而致瘀血水湿为患。仲景针对妊娠养胎明确指出："妇人妊娠，易常服当归散。""妇人养胎，白术散主之。"当归散中当归、川芎为理血药，黄芩、白术为治水药。而关于芍药，《神农本草经》谓之"除血痹""利小便"；《名医别录》谓之"通顺血脉""散恶血，逐贼血""去水气，利膀胱"，可见，芍药具有活血与利水之功。白术散中，白术燥湿，川芎活血。两方均是活血利水并重，体现了仲景血水同治的治疗思想，验之于临床，也是行之有效的。

2.活血促利水

仲景继承了《黄帝内经》的治疗思想，并进一步丰富内容，广泛用于水肿病及其他病证的治疗。

（1）蒲灰散 在《金匮要略·消渴小便不利淋病脉证并治》篇治疗小便不利的蒲灰散中，药味"蒲灰"诸注不一，通过文献考证及临床体会，我们认为"蒲灰"似"蒲黄"，《药性论》载蒲黄可以"通经脉，止女子崩中不注，主痢血，止鼻衄，治尿血，利水道"。由是观之，"蒲灰散"以活血祛瘀之力，疏利水道瘀浊败质，恢复机体气化功能，使小便通利。程云来曰："滑石、蒲灰，利小便，消滞血药也。"蒲灰为活血化瘀之品，滑石利水功良，且此方在《金匮要略·水气病脉证并治》篇中又主"厥而皮水者"，可见蒲灰活血对于滑石利水通小便有很好的促进作用。

（2）当归贝母苦参丸 《金匮要略·妇人妊娠病脉证并治》中，当归贝母苦参丸以当归活血，助利尿通淋。

（3）茵陈蒿汤、大黄硝石汤 《金匮要略·黄疸病脉证并治》中茵陈蒿汤及大黄硝石汤中均有大黄，《神农本草经》谓大黄"主下瘀血、血闭"，其清血分瘀热作用对于利湿退黄是有利的。

（4）真武汤 真武汤中的芍药，考证《神农本草经》，其能"除血痹、破坚积、止痛利小便"；《名医别录》谓其"通顺血脉，去水气"；《本草疏正》称之"收阴气"。综其作用为通血脉和益阴气，而止痛利水正是通血脉作用的结果。真武汤证，表现虽有水，但根本却在心血方面，一则心阳不足，鼓动无力；二则血脉不足，血行不利，要治水必先解决这两个根本问题。附子能振奋心阳，推动血行；芍药能疏通血脉，正是二者的密切配合才能使血液正常运行。现代医学证实真武汤证多数是心力衰竭引起的水肿，治疗的关键是强心，强心就意味着活血，如果单纯利水而不活血，就不能取得良好效果。

（5）五苓散 五苓散中桂枝，为活血促利水之品。

（6）肾气丸　肾气丸在《金匮要略》中主治虚劳、痰饮等病。后世以之用于水肿病，凡药证合拍者，无不随手奏效。是方地黄逐血痹，牡丹皮活血祛瘀，桂枝调和营卫，附子温通血脉，诚如张锡纯曰："肾气丸为补肾之药，实兼为开瘀血之药。"将补肾与活血通络融为一体，其用药之精，妙不可言，且又开治疗水肿病之一法门。

3.利水促活血

对于利水以促进活血，《金匮要略·水气病脉证并治》明言："去水，其经自下。"而具体治疗方法，在《金匮要略·妇人妊娠病脉证并治》篇中尤为明显。

（1）桂枝茯苓丸、赤小豆当归散　妇人下血，为瘀血停滞、血不归经所致。仲景治之以桂枝茯苓丸，主治瘀血留结胞宫之下血。茯苓在本方中的含义很深，方中茯苓，《神农本草经》谓之"利水便"。《名医别录》云其主"膈中痰水，水肿淋结"，皆谈其利水之功，而无活血之效。然而却将其用于化瘀消癥的方子中，与活血主药桂枝相提并论于方名，其一说明茯苓在本方中的地位是必不可少的；其二说明活血与利水的关系，目的是活血，但必须借助于利水，活血利水缺一不可；其三示意后人不要轻易去掉茯苓。余如使用具有活血化瘀作用的赤小豆当归散，每次仅服"方寸匕"。若单用当归不过养血而已，但由于配入了利水的赤小豆竟成了活血良剂。可见利水的重要性，实为必不可少。由此，说明利水对活血的促进作用是非常重要的，不可轻废。

（2）当归芍药散　"妇人怀妊，腹中疠痛，当归芍药散主之。"不通则痛，不荣则痛，且妇人以肝为先天，肝为血脏，故妇人腹痛多与血虚血瘀有关，在治疗上当以调理经血为主。《金匮要略·妇人杂病脉证并治》中仲景但言"腹中痛""妇人腹中诸疾痛"，并未明确提出有水证，而治之以当归芍药散。方中，当归、川芎活血养血，芍药血水并治。

三、《温病条辨》有关水血相关的论述

明清时期温病学派开始兴起，认为温病是感受温热邪毒所致，其病变过程是以伤阴为主，尤其重视阴液与气血的关系，从而创立了卫气营血辨证法，为中医理论的发展又创造了新成果。《温病条辨》是温病学中集大成者之著，为明清医家吴瑭所撰，前后花了六年时间，主要致力于叙述温热邪毒伤阴后调理阴血的方法，正如《温病条辨》杂说篇"汗论"中指出："本论始终以救阴精为主。"该书还附有《杂说》《解产难》《解儿难》等篇，亦多涉及阴血不足。《意园谈医书笔记》亦认为此书提出的治法重在"清润以救阴液"，故本书对水血相关的问题论述颇为详细[9]。

（一）从更多具体角度论述了血水相关的病理机制

《温病条辨》杂说篇"汗论"中说："汗也者，合阳气阴精蒸化而出者也……以阳气为运用，以阴精为材料。"因此，汗为人体阳气蒸化，津液出于体表而成。《温病条辨》解儿难篇"小儿痉病瘈病共有九大纲论"中指出"汗多亡血"；《温病条辨》解儿难篇"痎疾论"中亦曰："汗多而营血愈虚。"由于水血相生，因此，汗出过多势必耗血。反之，亡血亦可致津液不足。故《温病条辨》解产难篇"产后三大证论三"中指出，产后血虚虽出现筋脉、神志、津液三方面的不同病变，但其"亡血伤津则一"。《温病条辨》治血热的方药中，均伍以生津壮水之品，给我们提示了气分之邪热是通过伤津而渐入于血分的；而邪

热入血之后，又进一步导致伤津，亦提示了水血相关的病理链关系。

水和血是维持生命活动重要的物质基础，在温病病理发展变化的过程中，当机体水和血耗散时，自可危及生命。《温病条辨》下焦篇三十七条指出，暑邪深入厥阴，"下利血水"，是脾土衰败、肝木乘克、正气虚弱、邪气炽盛的"上下格拒"的危险征象。《温病条辨》上焦篇十一条还进一步指出："太阴温病……若吐粉红血水者死不治。"该书自注云："至粉红血水非血非液，实血与液交迫而出，有燎原之势，化源速绝。"其血为粉红，说明血虚已极，而水亦耗竭，故为"死不治"，并称此乃"温病第一死法"。

（二）进一步发展了血水同治的具体治法

水与血在病理上的密切相关，决定了其治法的相通。《温病条辨》杂说篇"活血论"指出："治水与血之法，间亦有用通者，开支河也。有用塞者，崇堤防也。"因此，《温病条辨》在治水与血的方剂中，有利尿以止血、逐瘀以消水、补气以生津、补气以摄血等法。正因为水与血治法相关，故《温病条辨》下焦篇二十二条用桃花汤既可治里虚之"下利稀水"，又可治其"便脓血"。

《温病条辨》还论述了水血相关的7种治法。

1. 血亏忌汗法

《温病条辨》中焦篇七十五条曰："疮家湿疟，忌用发散。"疮系血脉间病。血脉必虚而热，然后生疮。继成疮之后，疮疡流出的脓液又系血液所化。因此，疮家血液本虚，患湿疟后若再发汗必更耗血液，筋脉失去血的濡养势必发痉。从而提示了血亏兼表证，不可径以发汗，以免汗多更耗其血。

2.存津济血法

《温病条辨》上焦篇六条云："太阴风温，但咳，身不甚热，微渴者，辛凉轻剂桑菊饮主之。"该方后云当其邪"在血分者，去薄荷、苇根"。又该篇四条云："太阴风温、温热、温疫、冬温……但恶热，不恶寒而渴者，辛凉平剂银翘散主之。"该方后云："衄者，去芥穗、豆豉。"盖温邪袭于血分，或血热，或出血时，即当保存津液以济血。荆芥，《神农本草经疏》曰"发汗"；豆豉，《本草拾遗》曰"发汗"；薄荷，《唐本草》曰"发汗"；苇根，《医林纂要探源》曰"渗湿利水"。可见，去其诸药，乃为忌汗、忌尿，以免伤津，正所谓保津以济血也。《温病条辨》上焦篇十六条强调温病发斑者，"禁升麻、柴胡……防风、羌活、白芷、葛根、三春柳"。此乃温邪郁于肌表血分而发斑疹，禁用诸药，亦避汗以伤津燥血矣。

3.生津凉血法

《温病条辨》上焦篇十条曰："太阴温病，气血两燔者，玉女煎去牛膝，加元参主之。"温热邪气炽于气分，伤津而致血热，"气血两燔"，生津壮水可挫血分之热。方中麦冬，《中药大辞典》曰"生津"；玄参（元参），《中药大辞典》曰"生津"，皆偕石膏、知母以清热生津凉血。《温病条辨》上焦篇四十一条曰："太阴伏暑，舌赤，口渴，汗多，加减生脉散主之。"此邪热入血而津液已伤，方中沙参、麦冬、五味子亦生津滋水以凉血。《温病条辨》上焦篇十六条曰："太阴温病……发斑者，化斑汤主之。"温邪热毒蕴于肺胃，发于阳明肌肉而为斑。化斑汤系白虎汤加玄参、犀角，白虎汤、玄参皆清热生津以凉血。

4.养血生津法

《温病条辨》上焦篇五十八条曰："诸气膹郁，诸痿喘呕之因于燥者，喻氏清燥救肺汤主之。"燥邪耗伤肺胃津液，致肺气不肃降而气逆上冲，胸中膹满、气喘，治以辛凉甘润之清燥救肺汤。方中在清肺热、养肺胃津液的同时，加入阿胶以补血，旨在补血以生津。当然，津亏之甚亦致血枯，故方后云："血枯加生地。"加生地黄以补血，血充则津沛也。

5.活血滋汗法

《温病条辨》上焦篇三十九条云："太阴伏暑，舌赤口渴，无汗者，银翘散加生地黄、牡丹皮、赤芍、麦冬主之。"此暑邪深伏，至秋冬感邪而发的太阴伏暑，乃邪在血分表实证。邪遏血瘀，阻津外泄而为汗。方中生地黄，《神农本草经》曰："逐血痹。"偕牡丹皮、赤芍以活血凉血，血行津畅，更以银翘散透泄而汗解矣。

6.活血利水法

《温病条辨》解产难"产后瘀血论"曰："……呕逆腹胀，血化为水者，《金匮》下瘀血汤。"产后败血上冲，出现呕吐气逆、腹部胀满，是血化为水之证，方中均系活血化瘀之药。其中，䗪虫，《本草从新》曰"消水肿"；大黄，《药性论》曰"利水肿"，皆活血化瘀以利水之法。

7.利湿止血法

《温病条辨》上焦篇三十二条曰："暑温寒热，舌白不渴，吐血者，名曰暑瘵，为难治。清络饮加杏仁苡仁滑石汤主之。"此湿热伤于肺络，血出之后，阴分已伤而湿热之邪仍在，故以清络饮清肺络之热，加苦杏仁、薏苡仁、滑石利湿，湿去络宁，血归其道而吐血止。《温病条辨》下焦篇六十六条曰："久痢带瘀血，肛中气坠，腹中不痛，断下渗湿汤主之。"乃气分湿热袭于血分，血受湿热壅遏，被逼妄行，以致久痢"带瘀血"，治以渗湿止血法。本方樗根皮，《本草备要》曰"治湿热为病"；赤苓，《中药大辞典》曰"行水，利湿热"；猪苓，《中药大辞典》曰"燥土利水"。诸药渗利湿邪，湿去热泄，血亦安其道而便血可止。《温病条辨》中焦篇九十一条曰："滞下红白，舌色灰黄，渴不多饮，小溲不利，滑石藿香汤主之。"此暑湿内伏，三焦气机阻滞，致"小溲不利""滞下红白"。方中滑石、通草、猪苓、茯苓皮亦淡渗利湿，湿邪得去，滞下红白亦止。

四、《血证论》有关水血同治的论述

清代的唐容川在前辈医家"血水同源、血水相关、血水同治"的大量论述基础上，通过自身的归纳总结，认为水为先天精气所化之阴液，血为后天胃气所化之阴汁，二者"相济相养""相倚而行"，因此著作《血证论》。

（一）提出了血水二者病理上的一致性

《血证论·胎气》说："血与水皆阴也。水为先天阳气所化之阴液，血为后天胃气所化之阴汁。"《血证论·汗血》又说水与血"原互根互宅，阴分之血盛，则阳分之水阴自然充达。阳分之水阴足以布护灌濡，则阴分之血愈为和泽"。从而揭示了水血之间"本相济相养"的密切关系，戊与癸合，就充分体现了这一点。癸者，天癸也，乃先天肾中之动气，化生癸水。戊者，中宫戊土也，乃后天水谷之海，化气取汁，变赤为血。当癸水至于胞中，水为阳气所化，阳倡而阴必随之，血者阴也，随冲任两脉输于胞中。血之应水而下，合于癸水，即为《血证论·经血》所论之"戊与癸合"。

唐容川在《血证论》中，明确提出血水二者在病理上的一致性——"水宁则血宁"。意思是水液匮乏则血液匮乏，水分凝滞则血分凝滞，阴液湿寒则血亦不温，水分枯竭则血必燥热；如同《血证论·遗精》中所述："病血者，未尝不病水；病水者，亦未尝不病血也。"[10]

唐容川认为，吐血的后果是"既伤阴血，又伤水津"。《血证论·阴阳水火气血论》认为血虚"即是水虚"。因此，血证常不离乎水。他指出："若病血而又累及于水，则上而喘咳，外而肿热，下而淋浊。"常见"吐血咳血，必兼痰饮……失血家往往水肿，瘀血化水，亦发水肿"，"淋秘亦有下鲜血者"。他还阐述了血病及水，其水之为病的临床表现，如《血证论·肿胀》中所述："水蓄胞中，则为尿结。水淫脾胃，则为胀满。水浸皮肤，则为水肿。"

唐容川洞察到"水虚则精血竭"，"水不足以濡血，则血燥"的病理变化，指出"阳分之水阴不足，则益伤血之阴"。因此，当"气分之水阴不足，则阳气乘阴而干血……故汗出过多则伤血，下后亡津液则伤血，热结膀胱则下血"，强调凡此乃水病而累血也。

唐容川分析了水血互病的机制。他认为，水即化气，火即化血，水血不偕，气火失调，是二者互病的一大原因。他指出若水虚则火旺伤血，如《血证论·脏腑病机论》说"水虚，则火不归元……心肾不交，遗精失血"。"水不济火，则血伤"，若血虚气热则伤津，如《血证论·痰饮》所说"上焦血虚火盛，则炼结津液，凝聚成痰……下焦血虚气热，津液不升，火沸为痰"。《血证论·脉证死生论》说："血伤火灼，肾水枯竭。"若气化太过或不及，亦耗血伤津，如《血证论·经血》所述："气亢则水竭，而血不濡，热证于是乎生矣。气寒则水冷，而血不运，寒证于是乎生矣。"《血证论·脏腑病机论》说："血结亦病水，水结亦病血。"如"热结膀胱，则尿血。尿乃水分之病，而亦干动血分者，以与血室并居，故相连累也。"

在水血并病中，唐容川以水或血病之先后，来判断是水病及血还是血病及水。如吐衄是胞中血分之病，遗精是胞中水分之病。先吐血而后遗精，是血病累及于水；先遗精而后吐血，是水病累及于血。同时，唐容川还以水血是否并病来决定预后。《血证论·淋浊》指出："单病血，不病水者易愈，以水调，则其血虽病，犹有水以濡之也……水病则无以濡血，而血证亦因以难愈矣。"《血证论·汗血》指出："先水肿再吐血者，不治，以水病不可重伤其血也。"

（二）进一步发展了血水同治的具体治法

《血证论》说"血既变水，即从水治之"，"水病累血，故治水即是治血"。在血水同治中尤其强调治水，认为治水是治疗血病的必要条件；又因气是通调水道、津液输布的必要条件，因此唐容川提出了"凡调血，先须调水"的血证治水之法。其调水之道，除径从水治外，尤当治气。盖"水化于气"，"病水而即病气"。故"治气即是治水，治水即是治气"。治气者，"或调气中之水以滋血，或调血中之气而利水"。此外，肺脾两脏与气机运行的关系极大，故血证治水又当兼治脾肺。其具体方法如下。总体来说，《血证论》是在治血的基础上，灵活融入治水的方法，以达到血水同治之目的的综合治疗方法[11]。

1.血水同治止血法

（1）滋水止血法　《血证论》指出，吐血症见夜则发热，盗汗梦交，耳鸣不寐，六脉细数芤革者，乃因肾经水虚火旺所致。滋水制火，火不迫血妄行则血自止。故治以滋水止血，以"地黄汤，加蒲黄藕节阿胶五味治之"，"庶几肾中之水，得以充足"而瘥。

（2）化水止血法　肾居下焦，其气下行，水出膀胱。若肾气逆行，反载膀胱之水上行则为痰。故水泛为痰牵动胞血而致咯血，此时若滋水止血，水液转化为血液，血溢经络，自当出血不止；此时应化水止血，以"仲景猪苓汤，化膀胱之水，而兼滋其血，最为合法"。使膀胱之水不泛，自不惹动胞室之血而咯血遂愈。

（3）祛痰止血法　《血证论》云："痰饮者，水之所聚也。"故血证治水，亦可治痰。痰夹瘀血，阻碍气机；治不祛痰，痰瘀胶结，气滞伤络，血不能止，故当祛痰止血。用"通窍活血汤，加云茯苓、桔梗、杏仁、桑皮、丹皮、尖贝"。"治肺之痰，又是治咯血捷法"，可选太平丸、紫菀散、保和汤等涤除肺痰以止血。

（4）凉水止血法　血热则行，血冷则凝。吐血由血热妄行所致者，凉水可遏制其血妄行之势，血不循于经外，血当自止。故用凉水止血法。《血证论》云："或用急流水，或用井华水，取冷则凝之义。芩连诸药，亦即冷止之义。"

（5）补气升水止崩法　崩中虽是血病，而实因气虚也。气陷则水随之泻，水陷则血随之崩，治当升其下陷之水以塞流。因气可化水，亦可升水，故须补气升水以止崩，正如《血证论》中所述："服补气之药，以升其水，水升则血升矣，补中益气治之。"

2.血水同治宁血法

（1）清气滋水宁血法　太阳经之热不得发越者，必为鼻衄也。而欲治鼻衄者，当以治肺为主，法宜清泻肺经之火以滋水宁血。可用"人参泻肺汤，加荆芥、粉葛、蒲黄、茅根、生地、童便"。

（2）滋脾润津宁血法　脾虚不运，不能升达津液，以奉心化血，渗灌诸经。因此，脾经阴虚，津液枯、血不宁所致唾血者，或胃经遗热，气燥津伤，宜滋利脾阴以润燥宁血，以麦冬养营汤，加蒲黄、阿胶。甲乙化土汤，加生地黄、天花粉、人参、麦冬、藕节、侧柏叶、莱菔汁、枳壳。

（3）补肺生水宁血法　《血证论》认为，未有吐血不伤肺气，而"肺伤则津液枯竭"。治当补肺气，盖气旺则能生水，肺气宣降，水津四布，水足则血宁而不妄行。故主张"初吐必治肺，已止，尤先要补肺"，以补金生水以宁血，用"辛字润肺膏，滋补肺中阴液"，"清燥救肺汤主之"。

3.血水同治补血法

（1）滋癸补血法　癸乃先天肾中之动气，化生癸水。女子十四，冲任两脉即通，将心火所化之血，转输入胞，与癸水交合，水从血化，是为月信。故妇人血虚，系肾中天癸之水不足者，治当滋天癸之水以生血，"宜左归饮加菟丝、龟板、阿胶、麦冬、五味、苁蓉"。

（2）滋水濡血法　"水病则无以濡血，而血证亦因以难愈矣。""血热者，水之不足也。"血分有热者，乃气分之水阴不足以濡血，故令血热。如仅补血以濡，不壮其水，则犹扬汤止沸，缓不济急；如此时补充阴水，可缓其燥热煎耗血液之势，且水血相生，血得水养而濡。故治当滋水濡血，以"四物汤，加天冬、麦冬、黄芩、花粉、柴胡、阿胶、牛膝等药"。

4.血水同治活血法

（1）逐水活血法　瘀血在经络脏腑之间，如结为癥瘕。如系血中裹水，或血积既久，化为痰水所致者，设囿治其血，不浚其水，未中水遏血瘀之肯綮。故治当逐水活血，宜"大黄甘遂汤，或秘方化气丸"。瘀血流注，和妇人经水不利，瘀血化水，如为肿胀，此水分血分之病也，与杂证水肿有别。故在遵阳水、阴水辨治中，"再加琥珀、三七、当归、川芎、桃奴、蒲黄以兼理其血，斯水与血源流俱治矣"；如为血臌，当水血兼治，"五皮饮，加当归、白芍、蒲黄、丹皮、桃仁，治之"。又败血干脾，发为水肿，则从水治之，"五苓散，加蒲黄、丹皮以利之"。

（2）温水行血法　唐容川指出："血寒者，水不温也。"盖血分有寒者，乃气分之水凝湿滞而不化，故血濡滞不流通也。常见妇人经水后期，色黯淡质清冷，兼小腹绵绵疼痛，遇冷尤甚，此水冷血凝，故治当温水行血，以"四物汤，加茯苓、甘草、桂枝、黑姜、附子等药"，或用"吴茱萸、细辛、桂枝、艾叶"。

五、后世医家运用活血利水法举隅

活血利水法施用于因瘀血内结，血行不利所导致的水肿病。后世医家谙熟其理、精于斯法者，于临证时衍化推广，多有发挥。现录数则略示之。妇科方面：蒋示吉《医宗说约》："有血分证，妇人先经水断绝，而后四肢肿满，小便不通，此血瘀水道，以通经为主，宜小调经散（琥珀、没药、当归、桂心、白芍、细辛、麝香为末，生姜汁黄酒调服）。"《产宝百问》曰："产后四肢浮肿，由败血乘虚停积，循经流入四肢，留淫日深，腐坏如水，故令面黄，四肢浮肿……服小调经散。"此皆因血行不利所致水肿，若单纯投以利水之品，其效不著，必须治以活血化瘀之法，血行则肿消。

内科方面：陈修园《金匮要略浅注》载有用泽兰治疗蔡本谦水肿

垂死复生验案。此因泽兰"通九窍，利关节，破宿血，消癥瘕，消扑损瘀血，其走血分，故能治水肿"。曹颖甫诠释了《金匮要略》"血分"病理，并拟定了处方，以"麻黄附子细辛合干姜、甘草参用抵当丸"。《医学衷中参西录》记载了用活血化瘀方药治疗"血臌"的经验。已故名老中医赵锡武治疗慢性充血性心力衰竭时认为："水和血有密切关系，水肿患者在直接利水不效的时候，根据病情加用活血药，往往收到较好效果。"上海中医药大学王玉润教授通过对肾小球肾炎水肿的治疗，体会到"温肾汤药和活血养血药一起使用，复发机会较少"。

　　从广义而言，"水""饮""湿"同类，所以活血利水法在"痰饮"与"湿病"中也有应用的机会。《血证论》云："盖人身气道，不可有壅滞，内有瘀血则阻碍气道，不得升降，是以壅而为咳，气壅即水壅，气即是水故也，水壅即为痰饮。""痰水之壅，由瘀血使然，但去瘀血则痰水自消，宜代抵当丸（大黄、莪术、甲珠、桃仁、红花、当归、牛膝、牡丹皮、夜明砂）加云茯苓、法半夏。轻则用血府逐瘀汤加葶苈、苏子。"唐容川此论，实为活血利水法的引申发挥，扩大了其运用范围。《湿热病篇》三十四条载用地鳖虫、鳖甲、穿山甲（已禁用）、僵蚕、柴胡、桃仁治疗湿热证。这是薛生白针对暑热之邪伤人，病久不解，出现"气钝血滞""脉络凝瘀""心主阻遏，灵气不通"的病理，投以"破滞除瘀"之品，使络脉通则邪亦得解，湿热证方有向愈之机。

　　《说文·广部》："瘀，积血也。""凝血""血栓"似属瘀血范围内的病理改变。山西中医研究所采用活血化瘀、清热解毒的益肾汤（当归、赤芍、川芎、红花、丹参、桃仁、益母草、金银花、白茅根、板蓝根、紫花地丁）治疗慢性肾炎。动物试验表明，益肾汤能"提高做了输尿管炎的狗的酚红排泄率，这可能是因活血化瘀药能解除平滑肌痉挛、扩张血管、增加血流量"。这些微观研究，对进一步揭示活血利水法的机制，有所启悟。

但我们通过查阅中华民国以前的眼科专著及其他综合性医籍中的眼科部分，未见有关眼科疾病采用活血利水法治疗的理论论述。同时分析中华民国以前如《银海精微》《外台秘要》《太平圣惠方》《原机启微》《秘传眼科龙木论》《证治准绳》《国医百家简明眼科学》《眼科易知录》《景岳全书》《审视瑶函》《秘传眼科七十二证全书》《一草亭目科全书》《异授眼科》《眼科百问》《眼科秘传》《医宗金鉴·眼科心法要诀》《目经大成》《目科正宗》《银海指南》《眼科集成》《目科捷径》《眼科锦囊》《眼科金镜》《眼科切要》《秘传眼科纂要》《孙真人眼科秘诀》《眼科阐微》《眼科家传》《眼科奇书》《不空和尚目医三种》《东垣十书》《外科正宗》《刘河间医学六书》《儒门事亲》《太平惠民和剂局方》等70余本医籍中眼科方剂5800余首（不含药味相同的重复方剂），未见一方能体现活血利水的治法。新中国成立后至二十世纪九十年代前出版的眼科书籍及1988年以前在学术期刊上发表的学术论文也未曾有人明确提出用活血利水法治疗眼科疾病[12]。

参考文献

[1] 聂天义.《内经》水血相关论探讨[J]. 四川中医，1992（6）：1-2.

[2] 张丽萍.《内经》痰瘀相关理论初探[J]. 陕西中医函授，1996（1）：4-6.

[3] 吴仕骥. 浅议活血利水法[J]. 天津中医，1988（6）：26-28.

[4] 聂天义. 仲景水血相关论治探讨[J]. 江西中医药，1989（5）：51-53.

[5] 高磊，郑胜，焦静. 从津血同源探讨《金匮要略》血水同治思路

[J].吉林中医药，2009，29（9）：737-738.

[6] 江涛，唐大晅，王玉来.《金匮》活血利水法临证应用及其思考[J].实用中医内科杂志，2004，18（2）：83-84.

[7] 成诚，张成新，赵翡翠.《金匮》活血利水法探讨[J].新疆中医药，2000，18（3）：8-9.

[8] 滕历梅，张丽娜.《金匮》血水同病及血水同治浅探[J].实用中医内科杂志，2003，17（1）：25.

[9] 聂天义.《温病条辨》水血相关证治探讨[J].江西中医药，1995，26（2）：51-52.

[10] 聂天义.水血攸相关治水赅治血——唐宗海论血证治水[J].上海中医药杂志，1987（2）：44-45，48.

[11] 聂天义.唐容川血证治水法探讨[J].河南中医，1988（1）：20-21.

[12] 彭清华.眼科活血利水法的基础研究[J].湖南中医药大学学报，2009，29（5）：14-18.

第二节

活血利水法的理论基础

水，指津液或水液；血，指血液。自《黄帝内经》开始，就认为水血相关，水病可以治血，血病可以治水，即水血同治。

一、生理上水血同源

《灵枢·痈疽》曰:"肠胃受谷……中焦出气如露,上注溪谷,而渗孙脉,津液和调,变化而赤为血。"《灵枢·营卫生会》亦曰:"人受气于谷,谷入于胃……中焦亦并胃中,出上焦之后,此所受气者,泌糟粕,蒸津液,化其精微上注于肺脉,乃化而为血。"上述经文说明水与血均来源于饮食水谷精微,化生于后天脾胃,故有"津血同源"之说。同时,水与血又互为生成之源。《灵枢·邪客》说:"营气者,泌其津液,注之于脉,化以为血。"说明营气分泌的津液,渗注到经脉之中,便化为血液。血液循经流行,在一定的条件下,血液中的部分水液成分可渗出于脉外,与脉外的津液化合在一起,成为津液的一部分,如"汗者,血之液"之说即属此类。水和血都有滋润和濡养的作用,故在功能上也是相关的。《难经·二十二难》说:"血主濡之。"《灵枢·本脏》说:"血和……则筋骨劲强,关节清利矣。"《灵枢·决气》说:"腠理发泄,汗出溱溱,是谓津……谷入气满,淖泽注于骨,骨属屈伸,泄泽,补益脑髓,皮肤润泽,是谓液。"同时,血中的津液渗出脉外,与脉外的津液合为一体,从而起到濡泽皮肤肌腠等作用;脉外的津液渗入脉中,加入血液运行,起着充盈和滑利血脉的作用。

水和血的生理关系,为历代医家所阐发。金·李东垣指出"血与水本不相离",就像"阴与阳原无间隔"一样。元·朱丹溪在论述肉桂功用时指出其"味辛属肺",能"生水行血";明·李时珍则进一步指出肉桂能"引血化汗"。肉桂这种水血的双向调节功能,从另一个侧面论证了水血相关。明·缪希雍认为:"水属阴,血亦属阴,以类相从。"《景岳全书》认为,水赖血液以行,指出"血流灌溉一身,无所不及，津液得以通行"。清代医家从本草学角度对水血相关的研究更趋活跃、深刻。《本草述》说心主血，火降气通，则"血和而水源畅也"。《本草求真》通过在诸血之中入以三七的实验，观察到"血化为水"的现象。《本草述钩元》说："盖血即真阴之化醇，其化和而水之自畅。"《本经疏证》说："盖气血皆源于脾，以是知血与水同源而异派。"《本草思辨录》在论述"发为血之余"时，强调"血者水之类"。清·周学海在《读医随笔》中说："夫人身之血，如胭脂然，有色有质，可粉可淖。人血亦可粉可淖也。其淖者津液为之合和也。"血犹舟也，津液水也，水津充沛，舟才能行，说明血的正常运行需津液的运载；反之，血亦涵津，血循经不止，有利于津液的调节运行。清·唐容川《血证论》更指出："血与水皆阴也，水为先天阴气所化之阴液，血为后天胃气所化之阴汁。"又说："血得气之变蒸，变化而为水。""水为血之倡，气行则水行，水行则血行。"均阐述了水与血二者之间在生理上相互倚伏、互相维系的密切关系。

二、病理上水血互累

《灵枢·营卫生会》曰："夺血者无汗，夺汗者无血。"揭示了血竭津枯，水枯血虚的相关病理。《素问·调经论》曰："孙络水溢，则经有留血。"《灵枢·百病始生》曰："温气不行，凝血蕴里而不散，津液涩渗，着而不去，而积皆成矣。"《黄帝内经》的这些论述，奠定了水遏血瘀、血滞水停、水血搏结的病机理论，对后世产生了深远的影响。《金匮要略》所言"经为血，血不利则为水"，指出了血与水的病理因果关系。《脉经》说"经水前断，后病水，名曰血分……先病水，后经水断，名曰水分"，提出了水血并病先后辨证的关键。《圣济总录》认为"经血壅闭则水饮不化",可致妊娠子肿。《仁斋直指方》说"下焦蓄血,与虚劳内损,则便尿自遗而不知",揭示了下焦瘀血与二便的病理关系。《严氏济生方》说"血热生疮,变为肿满",指出了疮毒内攻,熬煎血液成瘀,终致水行不畅导致水肿。元·朱丹溪指出小便不通可出于"血虚";金·李东垣认为"不渴而小便不利者,热在下焦血分";《神农本草经疏》说"血蓄膀胱,则水道不通",论述了血虚、血热、血瘀均可引起小便不通。《本草逢原》针对《神农本草经》谓丹参治心腹邪气肠鸣幽幽如走水等症,指出此"皆瘀血内滞而化为水之候"。大便溏泄,《医林改错》说"不知总提上有瘀血,卧则将津门挡严,水不能由津门出,由幽门入小肠,与粪合成一处,粪稀溏,故清晨三五次","用膈下逐瘀汤逐总提上之瘀血,血活津门无挡,水出泻止"。此说法虽欠妥,但所论瘀血致水液偏渗肠间作泻则为临床所有。臌胀,清·石寿堂《医原》说"盖肝郁则热,热则燥,燥则血不流通而结,血结则不独血滞于中,即水饮亦无由吸摄,不能循其常道,下输膀胱,故蛊胀多水";《医门法律》说"胀病亦不外水裹、气结、血瘀";《张氏医通》指出"血薄血浊能致水"。水血相关,不仅表现为前述血病及水,还可表现水病及血。《医碥》说"先病血结而水随蓄者",亦"有先病水肿而血随败者"。《重订广温热论·清凉法》认为,"因伏火郁蒸血液",使血中津液耗竭,"血被煎熬而成瘀"。《读医随笔》指出"津液为火灼竭,则血行愈滞"。

唐容川《血证论》则根据"血积既久,其水乃成""水虚则精血竭"的病理基础,强调了"血病而不离乎水""水病而不离乎血"的病理关系。并明确指出"病血者,未尝不病水;病水者,亦未尝不病血也""失血家往往水肿,瘀血化水,亦发水肿,是血病而兼水也",较之历代医家所论尤为全面而中肯。现代研究表明,瘀血的形成不单为血液循环的障碍，同时也是水液代谢的障碍。因此在讨论瘀血时，决不能忽视水的动态，血与水之间具有微妙关系[1]。另有研究证实，肝硬化患者腹水组与无腹水组都反映了瘀血的血液流变学变化，且腹水组的红细胞电泳时间、血沉及血沉方程 K 值的异常变化都较无腹水组严重。从而提示在整个病程中，瘀血在先，瘀血发展到一定程度，才能演变为水肿[2]。可见在病理上水病可以影响到血病，血病亦可以影响到水病，从而为水血同治提供了病理依据。

　　总之，血虚水亏、水匮血竭、瘀能阻水、水可致瘀、瘀水搏结、水血互戕，此水血相关病理在临床是屡见不鲜的。既然水与血相关是以气为枢纽，那么，水血相关病理亦与气滞、气虚，特别是阳气虚衰，休戚相关。阳气虚衰，既可引起血脉瘀滞而致瘀血，亦因无力输布运行水湿而致水停；瘀可阻水，水阻瘀甚，终致瘀水互结，或痹阻经络，或阻碍脏腑功能，诸证悉起。在脏腑病变中亦常衍变为水血相关病机。心主血，而"血不利则为水"；肝藏血，主疏泄；脾统血，主运化水湿；肾为水脏，主藏精，而精血互生，肾又主二阴，故五脏病变常可出现血瘀水停诸证。由于水在病理过程中，常可衍变为饮、痰、湿等病理产物；而血在病理中多表现为各种出血证以及血虚、血瘀、血热、血寒等。治疗痰、饮、湿的中药多有治疗血分病证的作用；而治疗血分病证的中药又多兼有治疗饮、痰、湿的作用，足见水血相关病机十分复杂。

三、治疗上水血同治

　　由于水血在生理、病理上的密切关系，因而对血病及水或水病及血之证，古代医家提出了水病可治血、血病可疗水的水血同治原则。

如《素问·汤液醪醴论》对水气病提出了"开鬼门，洁净府""去菀陈莝"的治疗大法。《灵枢·小针解》对此指出，"菀陈则除之者，去血脉也"。可见，"去菀陈莝"除攻逐水邪外，尚包括祛除郁结于体内的"瘀血"。《黄帝内经》的有关治则，为历代医家水血相关治法之滥觞。张仲景《伤寒杂病论》中制定了养血利水、活血利水、逐瘀除湿、下血逐水、逐瘀攻水等10多种水血相关治法[3]，同时还创立了许多水血并治的方剂，如治疗"水与血俱结在血室"的大黄甘遂汤，方中用大黄破瘀，甘遂逐水，宗《黄帝内经》"留者攻之""去菀陈莝"之旨意，开临床水血同治之先河，为后世所推崇。自此以后，《太平惠民和剂局方》治热淋用五淋散；《三因极一病证方论》治气淋用沉香散；刘河间治水肿水胀用舟车丸；《证治准绳》治臌胀用调营散等，皆遵循水血同治的原则。唐容川对血病及水或水病及血之证更是强调水血同治，指出"凡调血，必先调水"。他认为其病"皆水与血不和之故……但就水血二者立法，可以通一毕万矣"，并提出了保津秘血法、滋水止血法、化水止血法、祛痰止血法、凉水止血法、滋水止血法、逐水活血法、温水行血法、滋水濡血法、补气升水止崩法、清气滋水宁血法、滋脾润津宁血法、补肺生水宁血法等血证治水十三法[4]，因而大大丰富和发展了血证治水的方法。近年来，基于水血相关理论，运用活血利水为基本方法，随症变化论治急重症、疑难病等日趋活跃，如治疗风湿性心脏病、肺源性心脏病、流行性出血热并发弥散性血管内凝血（DIC）、急性肝功能衰竭、肝昏迷、出血性脑卒中、高血压脑病等，均取得了较好的效果。可见古今医者对水血同治已有了较深刻的认识，并在临床上已广泛加以运用，但眼科界至今尚很少见到有关水血同治的临床报道。本文旨在通过对水血同治理论的系统介绍，以指导其在眼科临床上的运用。

参考文献

[1] 李景德.日本研究活血化瘀的动态[J].国外医学（中医中药分册），1986，8（2）：15-17.

[2] 周端，吴圣农，马贵同."瘀可致水"理论的研究[J].中国医药学报，1989，4（1）：8-10.

[3] 聂天义.仲景水血相关论治探讨[J].江西中医药，1989（5）：51-52.

[4] 聂天义.唐容川血证治水法探讨[J].河南中医，1986（1）：20-21.

第二章

活血利水法的常用方药

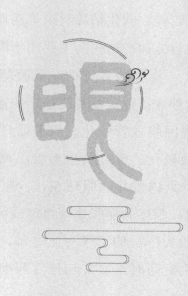

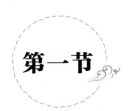

第一节

活血利水法常用药物

一、活血化瘀药

本类药大多味辛性偏温，归入心与肝经。辛能散能行，温则可以行血，故具通行血脉、消散瘀血等作用。本类药主治疼痛，肿块，癥积，肌肤甲错，舌质暗紫或有瘀斑，脉细涩等血流不畅或局部有瘀血停滞的病证。近代研究表明，本类药具有扩张血管、加速血流、改善微循环、增加组织营养、软化结缔组织等活血化瘀的作用，其适应范围更为广泛。在眼科方面，这些药主要用于眼组织损伤，眼睑肿胀青紫；睑内颗粒丛生，赤脉粗大迂曲；巩膜暗紫，结节形成；黑睛形成瘢翳，或有赤脉伸入；前房反复出血，积血日久，血染角膜；玻璃体积血性混浊；视网膜血管硬化，血液循环障碍或血管阻塞；视网膜反复出血，血液机化，或有新生血管；视网膜退行性改变，血管细小，色素增生；眶内肿块，眼球突出；眶内瘀血机化，眼球退缩；眼球手术后出血；眼球刺痛胀痛等血瘀或瘀血证。可见活血化瘀药在眼科的运用是较为广泛的。气为血之帅，气行则血行，气滞则血瘀，故运用活血化瘀药时，常常与行气药配伍，以加强活血化瘀之功。

本类药大多辛温香燥，既可耗气伤阴，又可堕胎下血，须当注意。

〈 川 芎 〉

本品为伞形科多年生草本植物川芎的干燥根茎。味辛，性温，归入肝、胆、心包经。因辛温行散，通达周身，故能活血行气，祛风止痛。用量为3～10g，入煎剂或入丸散。

眼科应用

行气活血：用于气滞血瘀性眼病，如眼内瘀血、视网膜血管阻塞、眼外伤。常与当归、白芍等药配伍。

祛风止痛：用于风邪所致偏正头痛、眼痛、眉骨疼痛。常与白芷、细辛等药配伍。

祛风除湿：用于风湿头痛、身痛、目痛。常与羌活、独活等药配伍。

祛风退翳：用于风邪致翳，疼痛畏光。常与蝉蜕、蒺藜等药配伍。

祛风止痒：用于风邪目痒，或痒如虫行，或痒极难忍。常与藁本、防风等药配伍。

文献选录

《名医别录》："除脑中冷动，面上游风去来，目泪出，多涕唾。"

《珍珠囊》："其用有四：为少阳引经，一也；诸经头痛，二也；助清阳之气，三也；去湿气在头，四也。"

《本草汇言》："上行头目，下调经水，中开郁结，血中气药。尝为当归所使，非第治血有功，而治气亦神验也。凡散寒湿，去风气，明目疾，解头风，除胁痛，养胎前，益产后，又癥瘕结聚，血闭不行，痛痒疮疡，痈疽寒热，脚弱痿痹，肿痛却步，并能治之。"

现代研究

本品含挥发油、生物碱、酚性成分、内酯类有机酸等。在生物碱中含有川芎嗪，能扩张血管、增加冠状动脉流量、降低心肌氧耗量、改善微循环、降低血小板聚集、预防实验性血栓形成。川芎煎剂对中枢神经系统有镇静作用，水浸剂则有降低动物血压等作用。川芎能使孕兔的离体子宫收缩加强，大剂量则转为抑制。体外试验还表明，川芎对大肠埃希菌、志贺菌属、变形杆菌、铜绿假单胞菌、伤寒杆菌、副伤寒杆菌以及某些致病性真菌有抑制作用。

〈 丹 参 〉

本品为唇形科多年生草本植物丹参的干燥根及根茎。味苦，性微寒，归入心、肝经。能活血祛瘀，通经止痛，清心除烦，凉血消痈。擅长活血化瘀，凡内障、外障兼有血瘀者，均可用之。用量为10～15g，入煎剂或入丸散。不宜与藜芦同用。

眼科应用

活血化瘀：用于血瘀性眼病或其他眼病兼有血瘀者。如外障眼病之赤脉迂曲粗大，或赤脉侵入黑睛；内障眼病之视网膜血管阻塞、缺血性视乳头病变、视神经萎缩、视网膜色素变性等。其配伍也相当灵活，可根据病情与补气、补血、温寒、清热、祛痰、化湿、行气、破瘀等药配伍。现有丹参片、复方丹参滴丸、丹参注射液等剂型，可供临床选用。

活血调经：用于月经不调，行经腹痛，目昏内障。古有"一味丹参，功同四物"之说。常与香附、当归等药配伍。

清心安神：用于心神不安，头昏失眠，视瞻昏渺。常与柏子仁、酸枣仁等药配伍。

文献选录

《名医别录》："养血，去心腹痼疾结气，腰脊强，脚痹；除风邪留热，久服利人。"

《日华子诸家本草》："养神定志，通利关脉，治冷热劳，骨节疼痛，四肢不遂；排脓止痛，生肌长肉；破宿血，补新生血；安生胎，落死胎；止血崩带下，调妇人经脉不匀，血邪心烦；恶疮疥癣，瘿赘肿毒，丹毒；头痛，赤眼；热温狂闷。"

《滇南本草》："补心定志，安神宁心。治健忘怔忡，惊悸不寐。"

现代研究

本品含黄酮类物质（丹参酮甲、乙、丙）及维生素E等。动物实验表明，丹参注射液能扩张冠状动脉，增加冠脉血流量，并有使心跳减慢、心脏收缩力加强及抑制血小板凝集等作用。还有镇静、降压、降血糖等作用。丹参乙醇浸剂在试管内对金黄色葡萄球菌、结核杆菌、大肠埃希菌、霍乱弧菌及某些致病性真菌有抑制作用。

〈 桃 仁 〉

本品为蔷薇科植物桃或山桃的干燥成熟种子。味苦、甘，性平，归入心、肝与大肠经。能活血祛瘀，润肠通便，止咳平喘。用量为5～10g，多入煎剂。

眼科应用

活血祛瘀：用于眼外伤，组织受损，瘀血内停；或视网膜血管阻塞。常与红花、当归等药配伍。

润肠通便：用于津枯便秘，对于既要活血化瘀又要润肠通便的病证，更为相宜。常与火麻仁、决明子等药配伍。

文献选录

《秘传眼科七十二症全书》："散血行血，去滞生新血，亦破血、活血。"

《本草经疏》："夫血者阴也，有形者也，周流乎一身者也，一有凝滞则为癥瘕，瘀血血闭，或妇人月水不通，或击扑损伤积血，及心下宿血坚痛，皆从足厥阴受病，以其为藏血之脏也。桃核仁苦能泄滞，辛能散结，甘温通行而缓肝，故主如上等证也。"

现代研究

本品含苦杏仁苷、挥发油、脂肪油及苦杏仁酶等。桃仁的醇提取物有抗血凝作用及较弱的溶血作用。桃仁脂肪油能润滑肠黏膜而易于排便。

〈 红 花 〉

本品为菊科二年生草本植物红花的干燥花。味辛，性温，归入心与肝经。能活血通经，散瘀止痛。用量为3～10g，入煎剂或丸散。

眼科应用

破血疗伤：用于眼外伤，组织损伤，瘀血内停。常与桃仁、当归等药配伍。

破血通脉：用于视网膜血管阻塞，视力剧降。常与桃仁、川芎、枳壳等药配伍。

破血消瘀：用于瘀滞性眼睑肿硬，或椒疮累累。常与当归、赤芍、栀子等药配伍。

文献选录

《秘传眼科七十二症全书》："除恶血，散血、行血。"

《本草纲目》："活血，润燥，止痛，散肿，通经。"

《本草汇言》："红花，破血、行血、和血、调血之药也。"

现代研究

本品含红花黄色素、红花苷及脂肪油等。动物实验表明，其煎剂对子宫有兴奋作用，对麻醉动物有降低血压、抑制心脏等作用。其水提取液对麻醉狗冠脉血流量有一定程度的促进作用。口服红花油有降低胆固醇的作用。

＜ 乳 香 ＞

本品为橄榄科植物乳香树及其同属植物皮部渗出的树脂。味辛、苦，性微温，归入心、肝、脾经。能活血定痛，消肿生肌。煎汤或入丸、散，用量为3～5g；外用适量，研末调敷。

眼科应用

破瘀止痛：用于眼外伤，瘀滞性肿胀，疼痛剧烈。常与没药、川芎等药配伍。

活血消肿：用于眼部疮疖肿毒，红肿硬结，脓液未成。常与金银花、黄芩、白芷等药配伍。

文献选录

《珍珠囊》："定诸经之痛。"

《本草纲目》："消痈疽诸毒，托里护心，活血定痛，伸筋，治妇人难产，折伤。"

现代研究

本品含树脂、树胶、挥发油及苦味质等。本品有较显著的镇痛作用。以乳香为首味药的子宫丸比多种抗生素有更强烈的抑菌作用，且能有效地杀灭滴虫。

＜ 没 药 ＞

本品为橄榄科植物地丁树或哈地丁树的干燥树脂。味辛、苦，性平，归入肝、脾与心经。能散瘀定痛，消肿生肌。用量为3～5g，炮制去油，多入丸散用。

眼科应用

疗伤止痛：用于眼外伤，组织损伤，眼内瘀血，疼痛剧烈。常与乳香、血竭、大黄等药配伍。

活血消肿：用于眼睑疮疖肿毒，漏睛疮，脓液未成。常与金银花、白芷等药配伍。

文献选录

《开宝本草》:"主破血止痛。疗杖疮、诸恶疮、痔漏卒然下血,目中翳晕痛肤赤。"

《本草经疏》:"水属阴,血亦属阴,以类相从,故能入血分,散瘀血,治血热诸疮及卒然下血证也。肝经血热,则目为赤痛,肤翳,散肝经之血热,则目病除矣。"

现代研究

本品含树脂、挥发油、树胶等。其水浸剂在试管内对堇色毛癣菌、同心性毛癣菌、许兰黄癣菌等多种致病真菌有不同程度的抑制作用。含油树脂部分能降低雄兔高脂血症的胆固醇含量,并能防止斑块形成,也能减轻家兔体重。

〈 三　棱 〉

本品为黑三棱科植物黑三棱的干燥块茎。味辛、苦,性平,归入肝与脾经。能破血行气,消积止痛。用量为5～10g,入煎剂或入丸散。

眼科应用

破血消瘀:用于眼内瘀血或瘀血机化,或眼眶炎性假瘤,或视网膜陈旧渗出物。常与莪术、牛膝等药配伍。

破血通脉:用于高风内障,视网膜血管细小狭窄。常与熟地黄、当归等药配伍。

文献选录

《开宝本草》:"主老癖癥瘕结块。"

《本草纲目》："能破气散结，故能治诸病，其功可近于香附而力峻，故难久服。"

《本草经疏》："三棱，从血药则治血，从气药则治气。""老癖癥痕积聚结块，未有不由血瘀、气结、食滞所致。苦能泄而辛能散，甘能和而入脾，血属阴而有形，此所以能治一切凝结停滞有形之坚积也。"

现代研究

本品含挥发油，对癌细胞有抑制作用。

< 莪 术 >

本品为姜科多年生草本植物蓬莪术、广西莪术或温郁金的干燥根茎。味辛、苦，性温，归入肝与脾经。能行气破血，消积止痛。用量为6～9g，入煎剂或入丸散。

眼科应用

破血行气：用于眼内瘀血，血液机化，或视网膜陈旧渗出物。常与三棱、昆布、海藻等药配伍。

破血通脉：用于高风内障，视网膜血管细小狭窄。常与党参、熟地黄、丹参等药配伍。

文献选录

《日华子本草》："治一切气，开胃消食，通月经，消瘀血，止扑损痛，下血及内损恶血。"

《图经本草》："今医家治积聚诸气，为最要之药，与荆三棱同用之良。"

《本草纲目》："郁金入心，专治血分之病；姜黄入脾，兼治血中之气；蓬莪术入肝，治气中之血，稍为不同。"

现代研究

本品含挥发油，油中主要成分为倍半萜烯类。口服及腹腔注射莪术注射液，对小鼠肉瘤有抑制作用。在试管内对金黄色葡萄球菌、β-溶血性链球菌、大肠埃希菌、伤寒杆菌、霍乱弧菌有抑制作用。

< 毛冬青 >

本品为冬青科常绿灌木毛冬青的根或茎叶。味辛苦，性寒，归入心、肝、肺经。能活血通脉，清热解毒。用量为 10～30g，多入煎剂。

眼科应用

活血化瘀：用于血瘀性暴盲，如视网膜血管阻塞，视力剧降。常与丹参、牛膝等药配伍。

活血消肿：用于视瞻昏渺，如中心性浆液性脉络膜视网膜病变之水肿期。可用毛冬青注射液肌内注射，亦可与茯苓、车前子等药配伍。

清热解毒：用于热毒目赤，瞳神紧小。常与生地黄、牡丹皮等药配伍。

文献选录

《广西中草药》："清热解毒，消肿止痛，利小便。"

《新编中医学概要》："活血通脉，治血栓闭塞性脉管炎，冠心病，脑血管意外所致的偏瘫。"

现代研究

本品含多种黄酮类、酚性成分、甾醇、氨基酸、糖类、鞣质、三萜成分。动物实验表明，毛冬青能扩张冠状动脉，使血流量增加，耗氧量降低，并能扩张外周血管，降低血压，还有镇咳祛痰的作用。另外，对金黄色葡萄球菌、变形杆菌、福氏志贺菌、铜绿假单胞菌，也有抑制作用。

〈 郁 金 〉

本品为姜科植物温郁金、姜黄、广西莪术或蓬莪术的干燥块根。味辛、苦，性寒，归入肝、心、肺经。能活血止痛，行气解郁，清心凉血，利胆退黄。用量为3～10g，多入煎剂。

眼科应用

行气化瘀：用于眼内瘀血内停，视网膜血管阻塞。常与丹参、川芎等药配伍。

行气解郁：用于情志不遂，肝气郁结，眼球胀痛，眉骨疼痛。常与香附、柴胡等药配伍。

辛香通窍：用于清窍郁滞，玄府不通，青盲内障，视物昏暗。常与石菖蒲、香附等药配伍。

文献选录

《本草衍义补遗》："治郁遏不能散。"

《本草备要》："行气解郁，泄血，破瘀，凉心热，散肝郁，治妇人经脉逆行。"

《本草汇言》："其性轻扬，能散郁滞，顺逆气，上达高巅，善行下焦，心肺肝胃气血火痰郁遏不行者最验，故治胸胃膈痛，两胁胀满，肚腹攻疼，饮食不思等证。"

现代研究

本品含挥发油、淀粉、脂肪油等。动物实验发现能减轻家兔或大白鼠主动脉或冠状动脉内膜斑块形成及脂质沉积，但不能降低胆固醇。其水浸剂在试管内对多种致病真菌有抑制作用。

〈 水　蛭 〉

本品为水蛭科动物蚂蟥、水蛭或柳叶蚂蟥的干燥体。味咸、苦，性平，有小毒，归入肝经。能破血通经，逐瘀消癥。用量为1～3g；煎服。碾为末冲服或装入胶囊吞服，每次0.5～1g，或入丸剂。

眼科应用

破血逐瘀：用于瘀血蓄积，视网膜静脉阻塞，或玻璃体积血量多，甚至机化，且又无出血者。可与昆布、海藻等药配伍。

活血化瘀：用于眼底退行性病变，视网膜血管细小变窄者。常在补益的基础上，配伍本品少量，以改善血液循环。

文献选录

《神农本草经》："主逐恶血、瘀血、月闭，破血瘕积聚，无子，利水道。"

《名医别录》："堕胎。"

现代研究

本品含水蛭素、肝素、抗血栓素等。水蛭素不受热或乙醇之破坏，能阻止凝血酶对纤维蛋白原的作用，阻碍血液凝固。水蛭还可分泌一种组胺样物质，因而可扩张毛细血管，增加出血，20mL水蛭素可阻止100g人血凝固。

〈 鸡血藤 〉

本品为豆科植物密花豆的干燥藤茎。味苦、甘，性温，归入肝与肾经。能活血、补血，调经止痛，舒筋活络。用量为9～15g，入煎剂或入丸散。

眼科应用

活血补血：用于血虚内障，视网膜退行性病变，视网膜血管细小。常与熟地黄、白芍等药配伍。

舒筋活络：用于风湿痹痛，关节屈伸不利，瞳神紧小。常与牛膝、独活等药配伍。

文献选录

《纲目拾遗》："活血，暖腰膝，已风瘫。"

《饮片新参》："去瘀血，生新血，流利经脉。"

现代研究

本品含鸡血藤醇。动物实验表明，丰城鸡血藤酊剂对甲醛性"关节炎"有显著疗效。大鼠腹腔注射酊剂有镇静催眠作用。犬静脉注射相当于生药4.25g/kg时中毒死亡。本品煎剂可促进肾脏及子宫的总磷代谢，还能促进水及氯化物的排泄。密花豆的干燥根煎剂对蟾蜍心脏有抑制作用，可使麻醉犬血压下降，对离体兔耳血管却有收缩作用。

益母草

本品为唇形科植物益母草的新鲜或干燥地上部分。味苦、辛，性微寒，归入肝、心包膀胱经。能活血调经，利尿消肿，清热解毒。用量为9～30g，鲜品12～40g多入煎剂。

眼科应用

活血消肿：用于视瞻昏渺，黄斑水肿。常与丹参、茯苓等药配伍。

调经明目：用于月经不调，行经腹痛，经期目病复发或加重。常与当归、白芍等药配伍。

文献选录

《本草衍义》："治产前产后诸疾，行血养血；难产作膏服。"

《本草纲目》："活血，破血，调经，解毒。"

《本草汇言》："益母草，行血养血，行血而不伤新血，养血而不滞瘀血，诚为血家之圣药也。"

现代研究

本品含多种生物碱、苯甲酸、多量氯化钾、月桂酸、亚麻酸等。动物实验表明，本品能兴奋子宫，加强收缩，利于子宫产后复原。

‹ 白茅根 ›

本品为禾本科多年生草本植物白茅的干燥根茎。味甘，性寒，归入肺、胃、膀胱经。能凉血止血，清热利尿。用量为9～30g。

眼科应用

凉血止血：用于血热眼部出血，如白睛溢血、血灌瞳神、眼底出血。常与生地黄、牡丹皮等药配伍。

利尿消肿：用于黄斑水肿，视网膜水肿，视物昏蒙。常与茯苓、赤小豆等药配伍。

利尿降压：用于前房积血，眼压增高，眼球胀痛。使用本品既可凉血止血，又可利尿降压。常与车前子、牛膝等药配伍。

文献选录

《滇南本草》："止吐血，衄血，治血淋，利小便，止妇人崩漏下血。"

《本草纲目》："白茅根，甘能除伏热，利小便，故能止诸血、哕逆、喘急、消渴，治黄疸水肿，乃良物也。"

《医学衷中参西录》："白茅根必用鲜者，其效方著。"

现代研究

本品含大量钾盐及茅根苷、木蜜糖、果糖、葡萄糖、柠檬酸、草酸、甘露醇等，有利尿作用，并能缩短出血时间，增强凝血作用，降低毛细血管通透性。

‹ 牡丹皮 ›

本品为毛茛科植物牡丹的干燥根皮。味苦、辛，性微寒，归心、肝、肾经。能清热凉血，活血化瘀。用量6 ～ 12g，煎服或入丸散。

眼科应用

清热凉血：常用于麦粒肿、急性结膜炎，常与黄连、黄芩、黄柏、栀子、防风、川芎等药配伍。

滋阴凉血：用于瞳神干缺、角膜炎后期、青光眼等阴虚火旺的眼病。常与知母、黄柏、熟地黄、山茱萸、牡丹皮、山药、茯苓、泽泻等药配伍。

活血化瘀：用于血瘀气滞所致的视网膜中央静脉阻塞，各种原因导致的眼部出血后期、视网膜水肿及渗出等眼病。常与三七、冰片等药配伍。

文献选录

《神农本草经》："主寒热，中风瘈疭、痉、惊痫邪气，除癥坚瘀血留舍肠胃，安五脏，疗痈疮。"

《药性论》："治冷气，散诸痛，治女子经脉不通，血沥腰疼。"

《滇南本草》："破血，行（血），消癥瘕之疾，除血分之热。"

《秘传眼科七十二症全书》："散血，行血，凉血，治骨蒸无汗。"

《珍珠囊》："治无汗之骨蒸，衄血，吐血。"

《本草纲目》："和血，生血，凉血。治血中伏火，除烦热。"

现代研究

本品主要含牡丹酚、牡丹酚苷、芍药苷等。牡丹皮具有增强吞噬细胞功能、增强体液免疫、降低补体活性、降低迟发超敏反应、抗炎等作用，可增加冠状动脉血流量、减少心输出量、降低左心室作功量。对实验性心肌缺血有明显保护作用，并且持续时间较长，同时可降低心肌耗氧量。体外实验表明，牡丹皮煎剂对枯草杆菌、大肠埃希菌、伤寒杆菌、副伤寒杆菌、变形杆菌、铜绿假单胞菌、葡萄球菌、溶血性链球菌、肺炎球菌、霍乱弧菌等均有较强的抗制作用；牡丹叶煎剂对志贺菌属、铜绿假单胞菌和金黄色葡萄球菌有显著的抗菌作用，其有效成分为没食子酸。体外对人血小板试验发现，牡丹皮水提物及芍药酚均能抑制血小板花生四烯酸产生血栓素A_2，进而抑制血小板聚集，这是本品抑制了花生烯酸至前列腺H_2的环氧化酶反应的结果。牡丹皮及其所含的丹皮酚、芍药苷对肾上腺素所致的脂细胞脂肪分解有抑制作用；牡丹皮水提物能促进脂细胞中的葡萄糖转化为脂肪，而且还能明显增强胰岛素对葡萄糖转化为脂肪的促进作用。除此之外，本品对子宫颈癌细胞也有抑制作用。丹皮酚对苯并芘在肝微粒体中的代谢有一定抑制作用，有抗早孕、利尿作用。

〈 赤 芍 〉

本品为毛茛科植物芍药或川赤芍的干燥根。味苦，性微寒，归入肝经。具有清热凉血、散瘀止痛的作用，以行血中之滞为长。生赤芍以清热凉血力胜。炒赤芍活血止痛而不伤中，可用于瘀滞疼痛。酒赤芍活血散瘀。用量6～12g，多入煎服或入丸散。不宜与藜芦同用。

眼科应用

清热凉血：赤芍入血分，清肝脾之火，故可治疗因肝脾有热、血热壅盛、迫血外出所致的眼内出血、白睛溢血等出血性内外障眼病。常与生地黄、牡丹皮等药配伍。

清肝退赤：用于肝热目赤，胬肉壅肿，疼痛流泪。常与龙胆、夏枯草等药配伍。

行滞化瘀：用于眼外伤，眼内出血日久不散，瘀血内停。常与三七、丹参等药配伍。

散瘀消肿止痛：赤芍能通血脉，行血中之滞，故凡热邪所致眼睑疮疖肿毒初期、红肿热痛，以及瘀血等，皆可治疗。常与金银花、黄芩、水牛角等配伍。

文献选录

《神农本草经》："芍药，味苦平。主邪气腹痛，除血痹、破坚积寒热疝瘕、止痛……生川谷。"

《名医别录》："通顺血脉，缓中，散恶血，逐贼血，去水气，利膀胱大小肠，消痈肿，时行寒热，中恶腹痛，腰痛。"

《日华子本草》："治风补劳，主女人一切病并产前后诸疾，通月水，退热除烦，益气，天行热疾，瘟瘴惊狂，妇人血运，及肠风泻血；痔瘘、发背、疮疖，头痛，明目，目赤，胬肉。"

《开宝本草》："别本注云，利小便，下气。"

《滇南本草》："泻脾火，降气，行血，破瘀，散血块，止腹痛，退血热，攻痈疮，治疥癞。"

《本草备要》："尤能泻肝火，散恶血，治腹痛坚积，血痹疝瘕，经闭肠风，痈肿目赤……能行血中之滞。"

《本草经疏》："肝开窍于目，目赤者肝热也。酸寒能凉肝，故治目赤。"

现代研究

芍药主要含芍药苷。曾有报道称赤芍的不同提取物对免疫功能似有不同的影响。水提物腹腔注射对小鼠网状内皮系统（RES）吞噬活性无明显影响，也不影响肝脏重量，醇提取物则可使脾重量显著减轻，而赤芍的正丁醇提取物则可使RES吞噬活性显著增强，并使肝重量明显增加，而对脾重量却无明显影响。对于抗体生成，水提物和醇提取物可显著抑制溶血素生成。另有报道表明，赤芍能明显提高正常小鼠的T淋巴细胞转化，而对B淋巴细胞转化无明显影响。对于兔抗小淋巴细胞血清（ALS）所致T细胞功能低下的小鼠，赤芍对T淋巴细胞转化无明显影响，但可使Ts的异常增高平抑至正常水平，并使低下的IL-3（白细胞介素3）活性明显增强至正常水平，表明赤芍能调节Ts活性。另报道，赤芍能增强丝裂霉素C的抗瘤活性，并减轻其降白细胞作用。

五灵脂

本品为鼯鼠科动物复齿鼯鼠的干燥粪便。味咸、辛，性温，归入肝经。擅入肝经血分，以散瘀止痛为长。用量为3～10g，布包入煎。不与人参同用。

眼科应用

散瘀止痛：用于瘀血疼痛，如眼外伤，眼睑瘀血，眶内瘀血，眼球胀痛。常与蒲黄、没药等药配伍。

文献选录

《本草衍义》："五灵脂行经血有功，不能生血，尝有人病眼中翳，往来不定，如此乃是血所病也。盖心生血，肝藏血，肝受血则能视，目病不治血为背理。"

《本草蒙筌》："行血宜生，止血须炒，通经闭及治经行不止；定产妇血晕，除小儿疳蛔。"

现代研究

本品含维生素A、树脂、尿素、尿酸等。动物实验表明五灵脂对实验性结核病有一定疗效。其水浸剂在试管内对多种真菌有不同程度的抑制作用。

＜ 延胡索 ＞

本品为罂粟科植物延胡索的干燥块茎。又名玄胡索、元胡。味辛、苦，性温，归入肝与脾经。能活血，行气，止痛。用量为3～10g，入煎剂或入丸散。

眼科应用

理气止痛：用于气滞血瘀之眉骨痛，经行目痛，眼外伤目痛。常与白芷、香附等药配伍。

文献选录

《本草纲目》："能行血中气滞，气中血滞，故专治一身上下诸痛，用之中的，妙不可言。"

《本草汇言》："玄胡索，凡用之行血，酒制则行；用之止血，醋制则止；用之破血，非生用不可；用之调血，非炒用不神。随病制宜，应用无穷者也。"

现代研究

本品含多种生物碱，如延胡索乙素、延胡索丑素、延胡索甲素等，有显著的镇静、镇痛、解痉、催吐作用。延胡索乙素（四氢巴汀）能显著提高痛阈，镇痛作用强，且无呼吸抑制之不良反应及成瘾性。现已制成片剂，广泛用于头痛、腰痛、关节痛、月经痛、神经痛及内脏绞痛等。延胡索醋炒或醋煮后，所含生物碱与醋酸形成盐类，在水中溶解度大，易于煎出，故醋制后镇痛效果更明显。

＜ 丝瓜络 ＞

本品为葫芦科植物丝瓜的干燥成熟果实的维管束。味甘，性平，归入肺、胃、肝经。能活血，通络，祛风，下乳。用量为5～12g，入煎剂。

眼科应用

活血通络：用于风湿关节痛，瞳神紧小，火疳结节。常与防己、桑枝等药配伍。

文献选录

《本草求原》："和血脉，活筋络，滋水，止阴痛，补中健脾，消水肿。"

现代研究

本品含多缩木糖和纤维素。动物实验表明，有止咳祛痰作用。其粉煎剂与乙醇煎剂对呼吸道常见细菌有较强的抑制作用。

＜ 姜　黄 ＞

本品为姜科多年生草本植物姜黄的干燥根茎。味辛、苦，性温，归入脾与肝经。能破血行气，通经止痛。用量为 3 ~ 10g，入煎剂或入丸散。

眼科应用

破血行气：用于玻璃体积血，前房积血，眼球胀痛。常与牛膝、夏枯草等药配伍。

通经止痛：用于风湿痹痛，上肢抬举不利，瞳神紧小，火疳结节。常与防风、羌活等药配伍。

文献选录

《日华子本草》："治癥瘕血块，痈肿，通月经，治跌扑瘀血，消肿毒，止暴风痛冷气，下食。"

《本草纲目》："治风痹臂痛。"

《医林纂要》："治四肢之风寒湿痹。"

现代研究

本品含挥发油及姜黄素等。动物实验表明其有利胆、收缩子宫、降压、镇痛等作用，对金黄色葡萄球菌及多种皮肤真菌有抑制作用。

＜ 续　断 ＞

本品为川续断科植物川续断的干燥根。味苦、辛，性微温，归入肝与肾经。能补肝肾，强筋骨，续折伤，止崩漏。用量为9～15g，多入煎剂。

眼科应用

接骨疗伤：用于眼外伤，眶骨折伤，瘀血疼痛。常与乳香、没药等药配伍。

补肝益肾：用于肝虚肾弱，腰酸膝软，目昏内障。常与杜仲、牛膝等药配伍。

文献选录

《本草汇言》："续断，补续血脉之药也，大抵所断之血脉非此不续，所伤之筋骨非此不养，所滞之关节非此不利，所损之胎孕非此不安，久服常服，能益气力，有补伤生血之效，补而不滞，行而不泄，故女科、外科取用恒多也。"

现代研究

本品含生物碱、挥发油、维生素E及有色物质。

＜ 刘寄奴 ＞

本品为菊科多年生草本植物奇蒿的全草。味苦，性温，归入心、肝与脾经。能散瘀止痛，疗伤止血，破血通经，消食化积。用量为3～10g，入煎剂。

眼科应用

破血通经：用于眼外伤，瘀血肿痛，视网膜静脉阻塞，玻璃体积血。常与丹参、当归等药同用。

文献选录

《日华子本草》："治心腹痛，下气，水胀，血气，通妇人经脉，癥结。"

现代研究

本品含挥发油。

〈 苏　木 〉

本品为豆科植物苏木的干燥心材。味甘、咸，性平，归入心、肝、脾经。能活血祛瘀，消肿止痛。用量为 3～9g，入煎剂。

眼科应用

活血疗伤：用于眼组织损伤，或眶骨骨折，瘀血疼痛。常与乳香、没药等药配伍。

活血化瘀：用于眼内瘀血，出血陈旧，或视网膜陈旧渗出物。常与鸡血藤、丹参等药配伍。

活血退翳：用于血热瘀滞，胞轮暗红，花翳白陷。常与生地黄、赤芍、蝉蜕等药配伍。

活血散结：用于胞生痰核，重坠难睁，局部硬结。常与防风、当归尾等药配伍。

文献选录

《唐本草》："主破血，产后血胀闷欲死者。"

《本草纲目》："少用则和血，多用则破血。"

《本经逢原》："苏木阳中之阴，降多升少，肝经血分药也。"

现代研究

本品含无色的原色素——巴西苏木素，其遇空气即氧化为巴西苏木红素。另含苏木酚、挥发油及鞣质。动物实验表明，苏木能使血管轻度收缩，且对兔、鼠有催眠作用，大量可麻醉甚至死亡。苏木煎液对金黄色葡萄球菌、伤寒杆菌、白喉杆菌等有抑制作用。

‹ 血 竭 ›

本品为棕榈科常绿藤本植物麒麟竭果实渗出的树脂经加工制成。味甘、咸，性平，归入心与肝经。能活血定痛，化瘀止血，生肌敛疮。研末，1～2g，或入丸剂。外用研末撒或入膏药用。

眼科应用

化瘀定痛：用于机械性眼外伤，眼睑瘀血肿痛，前房积血不散，疼痛难忍。常与大黄、没药等药配伍。

文献选录

《海药本草》："主打伤折损，一切疼痛。"

《本草经疏》："骐驎竭，甘主补，咸主消，散瘀血、生新血之要药。"

《本草逢原》："血竭，助阳药中同乳香、没药用之者，取以调和血气，而无留滞壅毒之患。"

现代研究

本品是一种树脂酯及血竭树脂鞣醇的混合物，另含无定形的血竭白素、黄色血竭树脂烃等成分。在试管内对堇色毛癣菌、石膏样毛癣菌、许兰黄癣菌等多种致病性真菌有抑制作用。

< 自然铜 >

本品为硫化物类矿物黄铁矿族黄铁矿。味辛，性平，归入肝经。能散瘀止痛，续筋接骨。用量为 3 ~ 9g，多入丸散服，若入煎剂宜先煎。外用适量。

眼科应用

化瘀接骨：用于眼外伤，眶骨骨折，凝血肿痛。常与乳香、没药等药配伍。

文献选录

《开宝本草》："疗折伤，散血止痛，破积聚。"

《本草经疏》："自然铜乃入血行血，续筋接骨之药也。"

现代研究

本品主要含二硫化铁。动物实验发现，用人工方法使家兔股骨骨折后，每日服用自然铜与虎骨（现用狗骨代替）各半的合剂 3g，共服一个半月，对骨折愈合有促进作用。表现为骨痂生长快，量多且较成熟，抗折力亦较对照组增加；但单独使用则效果差。

< 茺蔚子 >

本品为唇形科植物益母草的干燥成熟果实。味辛、苦，性微寒，归入心包与肝经。能活血调经，清肝明目，乃眼科常用药，但瞳孔散大者忌用。用量为 5 ~ 10g。

眼科应用

活血化瘀：用于眼底出血，瘀血内停，如视网膜静脉阻塞。常与丹参、牛膝等药配伍。

清肝明目：用于肝热目赤，翳膜遮睛，或瞳神紧小，畏日羞明。常与青葙子、决明子等药配伍。

文献选录

《神农本草经》："主明目，益精，除水气。"

《秘传眼科龙木论》："主明目，疗头痛。"

《本草纲目》："茺蔚子，白花者入气分，紫花者入血分。治妇女经脉不调，胎产一切血气诸病，妙品也。而医方鲜知用，时珍常以之同四物、香附诸药治人，获效甚多。盖包络生血，肝藏血，此物能活血补阴，故能明目、益精、调经，治女人诸病也。"

现代研究

本品含益母草宁及油与维生素A等。

二、利水渗湿药

本类药大多味甘淡，性寒，归入肾与膀胱经。因其淡渗，又入肾经，故能利小便，使湿从小便出。前人云，治湿不利其小便，非其治也。故本类药通过利尿而达到渗湿的目的。主治水湿内停，小便不利，肢体浮肿诸证。眼科常用于水湿上泛之眼睑浮肿，视网膜弥漫性或局限性水肿等。因湿邪为病，单独致病者少，常与他邪结合，夹热则湿热上承，睑肤糜烂渗水，睑内粟疮丛生，白睛黄浊，翳如腐渣，瞳神紧小，云雾移睛。夹痰则痰湿互结，胞生痰核，炎性假瘤，眼底渗出物堆积。夹暑则发于夏令季节，目赤昏花，眵泪如脓。兼夹不同，配伍亦异。然利水渗湿药，易伤阴耗液，故阴虚患者不可单独使用。

＜茯苓＞

本品为多孔菌科真菌茯苓的干燥菌核。味甘、淡，性平，归入心、肺、脾、肾经。能健脾宁心，利水渗湿。用量为 10～15g，入煎剂或入丸散。

茯苓菌核中抱有松根的白色部分，曰茯神，长于养心安神。茯苓菌核近外皮部的淡红色部分，曰赤茯苓，长于渗利湿热。

眼科应用

健脾运湿：用于脾虚湿聚，水湿内停，眼睑水肿，或视网膜水肿，或单纯黄斑部水肿。常与泽泻、白术等药配伍。

健脾益气：用于脾气虚弱，四肢乏力，眼睑下垂，不耐久视，青盲，夜盲。常与党参、黄芪等药配伍。

宁心安神：用于心神不宁，头昏失眠，惊悸健忘，视瞻昏渺。以茯神为佳，常与酸枣仁、龙眼肉等药配伍。

利尿降压：用于水湿内聚，眼压增高，眼胀头痛。常与泽泻、车前子等药配伍。

文献选录

《秘传眼科七十二症全书》："味甘淡，性温，去肾邪，益气生津，补虚劳。"

《用药心法》："茯苓，淡能利窍，甘以助阳，除湿之圣药也。味甘平补阳，益脾逐水，生津导气。"

现代研究

本品菌核含β-茯苓聚糖和三萜类化合物乙酰茯苓酸、茯苓酸以及蛋白质、脂肪、甾醇、卵磷脂、葡萄糖等。动物实验发现其有利尿、降血糖等作用。另有人报道，用煎剂滤液给家兔静脉注射，有降低眼压的作用。

‹ 薏苡仁 ›

本品为禾科植物薏米的干燥成熟种仁。味甘淡，性凉，归入脾、胃、肺经。能利水渗湿，除痹，健脾止泻，排脓，解毒散结。用量为9～30g，入煎剂或入丸散。

眼科应用

健脾运湿：用于脾虚湿聚，胞虚如球，视网膜水肿，视物昏渺。常与泽泻、茯苓等药同用。

利湿清热：用于湿热上承，黑睛翳障，瞳神紧小，火疳结节。常与栀子、黄芩等药配伍。

排脓解毒：用于脓毒不尽之漏睛，稀脓常流，或黄液上冲反复发作。常与栀子、车前子等药配伍。

文献选录

《本草纲目》："健脾益胃，补肺清热，祛风胜湿。"

《本草经疏》："薏苡仁，性燥能除湿，味甘能入脾补脾，兼淡能渗泄，故主筋急拘挛不可屈伸及风湿痹痛，除筋骨邪气不仁，利肠胃，消水肿，令人能食。"

现代研究

本品含蛋白质、脂肪、碳水化合物、少量维生素B$_1$、氨基酸、薏苡素、薏苡酯等。动物实验发现薏苡素对横纹肌有抑制作用，还有利尿、降压、降血糖等作用。另有报道称，薏苡仁有阻止癌细胞生长的作用。

‹ 赤小豆 ›

本品为豆科植物赤小豆或赤豆的干燥成熟种子。味甘酸，性平，归入心、小肠经。能利水消肿，解毒排脓。用量为9～30g；外用适量，研末调敷。

眼科应用

利水消肿：用于水湿停滞，黄斑水肿。常与茯苓、泽泻等药配伍。

解毒排脓：用于眼睑疮疖肿毒，红肿热痛，可用本品研末水调外敷患处；亦可与赤芍、连翘等药配伍内服。

文献选录

《神农本草经》："主下水肿，排痈肿脓血。"

《名医别录》："利小便，下腹胀满。"

《本草经疏》："凡水肿、胀满、泄泻，皆湿气伤脾所致，小豆健脾燥湿，故主下水肿胀满，止泄，利小便也。"

现代研究

本品含蛋白质、脂肪、碳水化合物、粗纤维、灰分、钙、磷、铁、维生素B$_1$、维生素B$_2$、烟酸。煎剂对金黄色葡萄球菌、伤寒杆菌等有抑制作用。

< 猪 苓 >

本品为多孔菌科寄生植物真菌猪苓的干燥菌核。味甘淡，性平，归入肾与膀胱经。能利水渗湿。用量为 6 ~ 12g，入煎剂。

眼科应用

渗湿清热：用于湿热上承，瞳神紧小，云雾移晴。常与滑石、萹蓄等药配伍。

渗湿消肿：用于水湿停聚，视网膜水肿，视物不明。常与茯苓、白术等药配伍。

文献选录

《本草纲目》："开腠理，治淋、肿、脚气，白浊，带下，妊娠子淋，小便不利。"

《本草汇言》："猪苓，渗湿气，利水道，分解阴阳之的药也。"

现代研究

本品含麦角甾醇、生物素、糖类、蛋白质。其煎剂有利尿作用。其醇提取液对金黄色葡萄球菌、大肠埃希菌等有抑制作用。

< 泽 泻 >

本品为泽泻科植物东方泽泻或泽泻的干燥块茎。味甘淡，性寒，归入肾与膀胱经。能利水渗湿，泄热，化浊降脂。用量为 6 ~ 10g，多入煎剂。

眼科应用

利湿清热：用于湿热熏蒸，白睛红赤，黑睛生翳，瞳神紧小。常与猪苓、车前子等药配伍。

利湿消肿：用于水湿停滞，视网膜水肿，眼睑水肿等。常与茯苓、白术等药配伍。

利湿止眩：用于痰湿内阻，头晕目眩。常与白术、天麻等药配伍。

滋阴降火：用于阴虚火旺，口渴多饮，内障视昏。常与熟地黄、牡丹皮等药配伍。

文献选录

《银海精微》："入膀胱，利水通淋，补阴不足，明目。"

《药性论》："主肾虚精自出，治五淋，利膀胱热，宣通水道。"

《本草纲目》："泽泻，气平，味甘而淡，淡能渗泄，气味俱薄，所以利水而泄下。脾胃有湿热，则头重而目昏耳鸣，泽泻渗去其湿，则热亦随去，而土气得令，清气上行，天气明爽，故泽泻有养五脏、益气力、治头旋、聪耳明目之功。"

现代研究

本品含三萜类化合物（泽泻醇等）、挥发油、生物碱、天门冬素、植物甾醇、树脂、蛋白质、多糖等。动物实验表明其有利尿、降血脂、降胆固醇、降压、降血糖等作用。对脂肪肝有保护作用。

< 车前子 >

本品为车前科植物车前或平车前的干燥成熟种子。味甘，性

寒，归入肝、肾、肺、小肠经。能清热利尿通淋，渗湿止泻，明目，祛痰。本品可利可补，利者清其热，补者益其阴，为眼科常用药。用量为9～15g，入煎剂宜包煎。

若全草入药曰车前草，性味、功用基本相似，但偏于清凉。

眼科应用

清热渗湿：用于湿热上承，睑肤湿疹，睑弦赤烂，瞳神紧小。常与黄芩、黄连等药配伍。

清肝祛风：用于肝经风热，目赤肿痛，眵泪黏糊。常与黄芩、龙胆等药配伍。

清肝退翳：用于痘后生翳，黑睛翳膜，羞明流泪。常与石决明、绿豆、蒺藜等药配伍。

利尿消肿：用于水湿停滞，眼睑水肿，视网膜水肿。常与茯苓、泽泻等药配伍。

益阴明目：用于阴虚内障，青盲，夜盲，视物昏渺，云雾移睛。常与枸杞子、菟丝子等药配伍。

文献选录

《名医别录》："男子伤中，女子淋沥，不欲食。养肺强阴益精。明目疗赤痛。"

《药性论》："去风毒，肝中风热，毒风冲眼目，赤痛障翳，脑痛，泪出，去心胸烦热。"

《眼科集成》："车前子，治肝经热毒，从小便出，补肝益肾，久服强筋骨，聪耳明目。"

现代研究

本品含车前子碱、琥珀酸、脂肪酸、腺嘌呤、胆碱、黏液质、维生素A、维生素B，有显著利尿作用，同时亦能增加尿素、氯化物、尿酸等物的排泄量。另外，还有降压、降胆固醇及祛痰等作用。

＜ 滑　石 ＞

本品为硅酸盐类矿物滑石族滑石。味甘淡，性寒，归入膀胱、肺、胃经。能利尿通淋，清热解暑，祛湿敛疮。用量为 9 ~ 20g，先煎。外用适量。

眼科应用

利湿清热：用于湿热熏目，云雾移睛。常与萹蓄、猪苓等药配伍。

清热解暑：用于暑热伤目，白睛红赤，眵泪如脓。常与金银花、连翘等药配伍。

祛湿敛疮：用于眼睑湿疹，黄水渗溢。以本品研末撒于创面，有吸水敛疮之功。

文献选录

《药性论》："能疗五淋，主难产，除烦热心躁，偏主石淋。"

《本草纲目》："疗黄疸，水肿脚气，吐血、衄血，金疮出血，诸疮肿毒。"

《本草通玄》："利窍除热，清三焦，凉六腑，化暑气。"

现代研究

本品含硅酸镁，还含氧化铝等杂质，具有保护皮肤和黏膜的作用，对伤寒杆菌、副伤寒杆菌以及脑膜炎球菌有抑制作用。

< 桑白皮 >

本品为桑科植物桑的干燥根皮。味甘，性寒，归入肺经。能泻肺平喘，利水消肿，尤以清肺为长，眼科常用于肺火证。用量为6 ~ 12g，入煎剂。

眼科应用

泻肺散热：用于治疗胞睑内或白睛生玉粒，睛疼沙涩流泪，或白涩症，白睛不肿不赤，沙涩昏蒙。常与旋覆花、菊花、麦冬等药配伍。

清肺散血：用于治白睛溢血，忽如血灌，常与牡丹皮、黄芩、天花粉、桔梗、赤芍等药配伍。

泻肺行水：用于肺热壅滞，白睛浅层浮肿，状如鱼鳔，甚至遮盖瞳神。常与苦杏仁、葶苈子等药配伍。

泻火解毒：用于白膜侵睛，白膜包睛，赤脉贯睛等。常与大黄、玄明粉同用配伍。

文献选录

《外科证治全书》："目赤肿……白眼上红不退，加桑白皮。"

《本草纲目》："泻肺，降气，散血。"

《本草求原》："治脚气痹挛，目昏，黄疸，通二便，治尿数。"

《用药心得十讲》："地骨皮、桑白皮，均能清肺中火热，但地骨皮入肺经血分，降肺中伏火，兼能益肾除虚热。桑白皮入肺经气分，泻肺中实火，兼能利水消肿。"

现代研究

本品含伞形花内酯、东莨菪素和黄酮成分桑根皮素、桑素、桑色烯、环桑素、环桑色烯等。根皮含多种桑黄酮、桑白皮素、桑根酮和桑色呋喃等，其中桑黄酮G及桑黄酮H、桑根酮C及桑根酮D和多种桑白皮素都具有降压作用，桑色呋喃A有抗菌作用。动物试验表明其有利尿作用，煎剂或多种溶媒提取物对正常或高血压动物有降压作用，并伴有心动徐缓。对气管有扩张作用，有效成分为拟胆碱样物质。提取物对离体动物肠管及子宫有兴奋作用，对小鼠可产生镇静、安定和微弱的抗惊厥、镇痛、降温作用。能抑制某些动物实验性炎症反应，并有轻度的镇咳作用，有报道称其热水提取物体外实验对人子宫颈癌JTC-26株的抑制率为70%左右。

〈 地肤子 〉

本品为藜科植物地肤的干燥成熟果实。味辛苦，性寒，归入肾与膀胱经。能清热利湿，祛风止痒，用量为9～15g；外用适量，煎汤熏洗。

眼科应用

清热利湿：用于眼睑湿疹，痒痛难忍。常与白鲜皮、蝉蜕等药配伍。亦可用本品煎汤外洗。

养肝明目：用于肝虚雀目，青盲，干涩昏花。常与决明子、枸杞子、菟丝子等药配伍。

文献选录

《神农本草经》："主膀胱热，利小便。补中，益精气。"

《滇南本草》："利膀胱小便积热，洗皮肤之风，疗妇人诸经客热，清利胎热，湿热带下。"

《玉楸药解》："疗头目肿痛，狐疝阴颓，腰疼胁痛，血痢，恶疮。"

《本草求原》："地肤子，清利膀胱邪热，补膀胱阴血，热去则小便利，中焦之阴气自受益，而耳目聪明矣。"

现代研究

本品含三萜皂苷、油、生物碱。在试管内对黄癣菌、小芽孢癣菌等皮肤真菌有抑制作用。

‹ 萹 蓄 ›

本品为蓼科植物萹蓄的干燥地上部分。味苦，性微寒，归入膀胱经。能利尿通淋，杀虫止痒。用量为 9～15g；外用适量，煎洗患处。

眼科应用

清热利湿：用于湿热上承，云雾移睛。常与猪苓、苍术、栀子等药配伍。

杀虫止痒：用于眼睑湿疹，瘙痒。可用本品煎汤外洗。

文献选录

《药性论》："主丹石毒发冲目肿痛，又敷热肿效。"

《滇南本草》："利小便。治五淋白浊，热淋，瘀精涩闭关窍，并治妇人气郁，胃中湿热，或白带之症。"

现代研究

本品含萹蓄苷、槲皮苷、草酸、硅酸、黏质、葡萄糖、果糖等。实验证明，本品有利尿、降压、利胆等作用，并能加速血液凝固，使子宫张力增高。在试管内对致病真菌有抑制作用。

＜ 木 通 ＞

本品为木通科植物三叶木通或白木通的干燥藤茎。味苦，性寒，归入心、小肠、膀胱经。能清心除烦，利尿通淋，通经下乳。用量为3 ～ 6g，入煎剂。

眼科应用

清心导热：用于心热移于小肠，口疮目赤，小便短赤。常与生地黄、淡竹叶等药配伍。

清利湿热：用于湿热熏目，目赤肿痛，瞳神紧小。常与龙胆、黄芩等药配伍。

文献选录

《药性论》："主治五淋，利小便，开关格，治人多睡，主水肿浮大，除烦热。"

《日华子本草》："安心除烦，止渴退热。治健忘，明耳目。"

《药品化义》："木通，导脾胃积热下行，主治火泻、热泻，盖为利小肠火郁，行膀胱水闭，使水火分，则脾气自实也。且心移热于小肠而脏病由腑结，腑通则脏安。"

现代研究

本品主含木通苷等成分，有显著的利尿作用。体外试验表明其对多种致病真菌有抑制作用。

< 冬瓜皮 >

本品为葫芦科植物冬瓜的干燥外层果皮。味甘，性凉，归入脾、小肠经。能利尿消肿。用量为9～30g，入煎剂。

眼科应用

利尿消肿：用于眼睑浮肿，黄斑水肿，视瞻昏渺。常与车前子、茯苓等药同用。

清热解暑：用于暑热口渴，小便短赤，目赤肿痛。可与西瓜皮煎水服。

文献选录

《滇南本草》："止渴，消痰，利小便。"

《分类草药性》："消水肿，痔疮，大健脾。"

现代研究

本品煎剂，能使非肾性水肿排尿量显著增加。

< 冬葵子 >

本品为锦葵科植物冬葵的成熟种子。味甘，性寒，归入大肠、小肠、膀胱经。能利尿通淋，下乳，润肠。用量为3～9g，入煎剂。

眼科应用

清热利湿：用于湿热目赤肿痛，瞳神紧小。可与黄柏、滑石等药配伍。

文献选录

《药性论》："治五淋，主奶肿，下乳汁。"

《本草纲目》："葵，气味俱薄，淡滑为阳，故能利窍通乳，消肿滑胎也。其根叶与子，功用相同。"

现代研究

本品含脂肪油及蛋白质。

〈 石 韦 〉

本品为水龙骨科植物庐山石韦、石韦或有柄石韦的干燥叶。味甘苦，性微寒，归入肺与膀胱经。能利尿通淋，清肺止咳，凉血止血。用量为6～12g，入煎剂。

眼科应用

清利湿热：用于湿热目赤疼痛，小便不利。常与瞿麦、滑石等药配伍。

清热凉血：用于血热赤脉粗大，侵入黑睛，或眼内出血。常与蒲黄、赤芍等药配伍。

文献选录

《神农本草经》："主劳热邪气，五癃闭不通，利小便水道。"

《日华子本草》："治淋沥遗溺。"

现代研究

本品含黄酮类、皂苷、蒽醌类、鞣质等。动物实验表明其有镇咳祛痰作用。

< 海金沙 >

本品为海金沙科植物海金沙的干燥成熟孢子。味甘咸，性寒，归入膀胱、小肠经。能清利湿热，通淋止痛。用量为6～15g，入煎剂包煎。

眼科应用

清热利湿：用于湿热赤脉传睛，胬肉攀睛，眼见黑花，小便赤涩。常与滑石、车前子、麦冬等药配伍。

文献选录

《本草纲目》："治湿热肿满，小便热淋、膏淋、血淋、石淋、茎痛，解热毒气。"

现代研究

本品含脂肪油、海金沙素。对金黄色葡萄球菌、铜绿假单胞菌、福氏志贺菌、伤寒杆菌等有抑制作用。

< 萆 薢 >

本品为薯蓣科植物绵萆薢、福州薯蓣或粉背薯蓣的干燥根茎。味苦，性平，归入肾、胃经。能利湿去浊，祛风除痹。用量为9～15g，入煎剂。

眼科应用

清利湿热：用于湿热目赤，眼前黑花，视物昏蒙。常与赤茯苓、石菖蒲等药配伍。

文献选录

《日华子本草》:"补水脏，坚筋骨，益精明目。"

《本草纲目》:"治白浊，茎中痛，痔瘘坏疮。"

现代研究

本品含薯蓣皂苷等成分。有抗真菌，扩张毛细血管，降低血压，升高血糖等作用。

＜ 茵 陈 ＞

本品为菊科植物滨蒿或茵陈蒿的干燥地上部分。味苦辛，性微寒，归入脾、胃、肝、胆经。能清利湿热，利胆退黄。用量为6～15g，外用适量，煎汤熏洗。

眼科应用

利湿清热：用于阴虚湿热，口舌生疮，瞳神紧小，畏日羞明。常与天冬、麦冬、石斛等药配伍。

利湿退黄：用于脾胃湿热，面目俱黄。常与栀子、黄柏等药配伍。

利湿止痒：用于睑肤湿疮，瘙痒不止。可用本品煎汤熏洗。

文献选录

《神农本草经》:"主风湿寒热邪气，热结黄疸。"

《日华子本草》:"治天行时疾，热狂，头痛头旋，风眼痛。"

《银海指南》:"无论寒湿、湿热，其目皆黄，甚至瞳神亦黄，势必云雾翳障，瞻视昏花，治亦无他法，以茵陈为主，五苓、四逆随症选用。"

现代研究

本品含茵陈烯、茵陈酮、茵陈素、叶酸、绿原酸、咖啡酸等。其煎剂有解热作用；其水浸液或精制浓缩浸液能促进胆汁分泌，呈现利胆作用。对实验性肝炎能促进肝细胞再生，还有利尿、降压等作用。在试管内对金黄色葡萄球菌、志贺菌属、溶血性链球菌、肺炎双球菌以及致病性皮肤真菌有抑制作用。

三、活血利水药

< 泽 兰 >

本品为唇形科植物毛叶地瓜儿苗的干燥地上部分。味苦辛，性微温，归入肝与脾经。能活血调经，祛瘀消痈，利水消肿。用量为6～12g，入煎剂。

眼科应用

活血化瘀：用于眼内出血，瘀血内停，如前房积血、玻璃体积血、视网膜出血等。常与丹参、川芎等药配伍。

行水消肿：用于视瞻昏渺，黄斑水肿。常与茯苓、车前子等药配伍。

文献选录

《日华子本草》："通九窍，利关脉，养血气，破宿血，消癥瘕，产前产后百病，通小肠，长肉生肌，消扑损瘀血，治鼻洪吐血，头风目痛，妇人劳瘦，丈夫面黄。"

现代研究

本品含挥发油、葡萄糖苷、鞣质和树脂，还含黄酮苷、酚类、氨基酸等。有强心作用。

＜ 瞿 麦 ＞

本品为石竹科植物瞿麦或石竹的干燥地上部分。味苦，性寒，归入心与小肠经。能利尿通淋，活血通经。用量为9～15g，入煎剂。

眼科应用

破瘀通经：用于白睛脉络紫胀，眼底目络瘀滞。常与赤芍、川芎等药配伍。

清热利水：用于郁热上攻，目系暴盲。常与柴胡、栀子、车前子等药配伍。

清心导热：用于心火上承，赤脉传睛，小便涩痛。常与木通、栀子等药配伍。

清利湿热：用于湿热目赤，黑睛生翳。常与车前子、赤茯苓等药配伍。

文献选录

《神农本草经》："主关格诸癃结，小便不通，出刺，决痈肿，明目去翳，破胎堕子，下闭血。"

《秘传眼科龙木论》："味苦辛，寒，无毒。明目去翳。"

《日华子本草》："叶，治痔漏并泻血，小儿蛔虫，眼目肿痛，捣敷治浸淫疮并妇人阴疮。"

现代研究

本品含粗蛋白、粗纤维、磷酸、维生素A及少量生物碱等。动物实验表明其有利尿、兴奋肠管、降血压等作用。

＜ 蒲 黄 ＞

别名香蒲、水蜡烛、蒲草。本品为香蒲科植物水烛香蒲、东方香蒲或同属植物的干燥花粉。夏季采收蒲棒上部的黄色雄花序，晒干后碾轧，筛取花粉。剪取雄花后，晒干，成为带有雄花的花粉，即为草蒲黄。味甘，性平，归入肝、心包经。能止血，化瘀，通淋。内服：煎汤，5～10g，须包煎；或入丸散。外用：适量，研末撒或调敷。散瘀止痛多生用，止血每炒用，血瘀出血生熟各半。

眼科应用

凉血止血：用于止血，对各种出血病证均可应用。可单独应用，也可配合仙鹤草、墨旱莲等同用。外敷可用于创伤初期。如生蒲黄汤（《中医眼科六经法要》：生蒲黄、墨旱莲、生地黄、荆芥炭、牡丹皮、郁金、丹参、川芎）。

活血祛瘀止痛：本品性平和，用于祛瘀止痛，常与五灵脂配伍。如失笑散（《太平惠民和剂局方》：蒲黄、五灵脂）。

文献选录

《神农本草经》："主心腹膀胱寒热，利小便，止血，消瘀血。"

《本草汇言》："蒲黄，性凉而利，能洁膀胱之原，清小肠之气，故小便不通，前人所必用也。至于治血之方，血之上者可清，血之下者可利，血之滞者可行，血之行者可止。凡生用则性凉，行血而兼消；炒用则味涩，调血而且止也。"

《药品化义》："蒲黄，若诸失血久者，炒用之以助补脾之药，摄血归源，使不妄行。又取体轻行滞，味甘和血，上治吐衄喀血，下治肠红崩漏。但为收功之药，在失血之初，用之无益。若生用亦能凉血消肿。"

现代研究

本品含柚皮素、异鼠李素-3-O-新橙皮苷、香蒲新苷、二十五烷、挥发油及脂肪成分等。动物实验发现，蒲黄能缩短凝血时间、凝血酶原时间，增加血小板，起止血作用。对子宫表现为兴奋作用，具有降压、增强离体兔肠蠕动的作用，其降压及对肠管的作用可被阿托品阻断。

< 血余炭 >

本品为人发制成的炭化物。取头发，除去杂质，碱水洗去油垢，清水漂净，晒干，焖煅成炭，放凉。味苦，性平。归入肝、胃经。能收敛止血，化瘀，利尿。用量5～10g，内服入煎剂。

眼科应用

散瘀止血：本品收涩止血，又可散瘀，不致留瘀为患。故可治疗各种眼底出血，如眼部出血可用血余炭研末，加入鲜藕汁冲服。

利尿消肿：用于治小便不利，胞轮浮肿。如滑石白鱼散（《金匮要略》：滑石、血余炭、白鱼）。

文献选录

《神农本草经》："主五癃，关格不通，利小便水道，疗小儿痫，大人痓。"

《日华子本草》："止血闷血运，金疮伤风，血痢，入药烧灰，勿令绝过。煎膏长肉，消瘀血也。"

《唐本草》："疗转胞，小便不通，赤白利，哽噎，鼻衄，痈肿，狐尿刺，丁肿，骨疽，杂疮。"

《名医别录》："主咳嗽，五淋，大小便不通，小儿惊痫。止血，鼻衄烧之吹内立已。"

《药性论》："能消瘀血。"

现代研究

本品主要成分为一种优角蛋白，含水分12%～15%，灰分0.3%，脂肪3.4%～5.8%，氮17.4%，硫5.0%。另含或多或少的黑色素。灰分中含下述金属（按含率大小顺序）：钙、钠、钾、锌、铜、铁、锰。人发制成血余炭时，有机成分被破坏炭化，其中的有机成分未详，无机成分已如上述。

〈 虎 杖 〉

别名花斑竹、酸筒杆、酸汤梗、川筋龙、斑庄、斑杖根、大叶蛇总管、黄地榆。本品为蓼科植物虎杖的干燥根茎和根。春、秋二季采挖，除去须根，洗净，趁鲜切短段或厚片，晒干。味微苦，性微寒。归入归肝、胆、肺经。能利湿退黄，清热解毒，散瘀止痛，止咳化痰。用量9～15g，内服入煎剂。外用适量，制成煎液或油膏涂敷。孕妇慎用。

眼科应用

活血行瘀：可单用或与退翳药配伍，治疗肝胆实热致目赤肿流泪，黑睛翳障。如虎杖散（《证治准绳》：虎杖）。用于跌打损伤、瘀阻疼痛，可与当归、红花同用。用于疮疡肿毒、毒蛇咬伤，可内服，或鲜品捣烂外敷。

清热利湿：用于治风湿痹痛，可单味浸酒服或配伍鸡血藤、西河柳等药。用于治黄疸、胆结石等证，可配合茵陈、金钱草等治湿热黄疸之身目皆黄。如茵陈蒿汤（《伤寒论》：茵陈、栀子、大黄）加虎杖。

文献选录

《名医别录》："主通利月水，破留血癥结。"

《本草拾遗》："主风在骨节间及血瘀。煮汁作酒服之。"

《日华子本草》："治产后恶血不下，心腹胀满。排脓，主疮疖痈毒，妇人血晕，扑损瘀血，破风毒结气。"

《滇南本草》："攻诸肿毒，止咽喉疼痛，利小便，走经络。治五淋白浊，痔漏，疮痈，妇人赤白带下。"

《药性论》："治大热烦躁，止渴，利小便，压一切热毒。"

现代研究

本品含游离蒽醌及蒽醌苷，主要为大黄素、大黄素甲醚和大黄酚，以及蒽苷A、蒽苷B。虎杖煎液（25%）对金黄色葡萄球菌、卡他球菌、甲型或乙型链球菌、大肠埃希菌、铜绿假单胞菌有抑制作用（琼脂平板挖孔法）。高浓度（根）对钩端螺旋体也有杀灭作用。虎杖水煎液（10%）对流感亚洲甲型京科68-1株病毒、埃可病毒、单纯疱疹病毒均有抑制作用。2%煎液对腺病毒3型，脊髓灰质炎Ⅱ型，肠道病毒柯萨奇A、B组，爱可组，乙型脑炎京卫研1号，单纯疱疹一株等七种有代表性的病毒株，都有明显的抑制作用。有效滴度分别为1：1600,1：400,1：400,1：2560,1：10240，1：3200，1：51200。对外伤出血有明显止血作用，内服对上消化道出血也有止血作用。

〈 王不留行 〉

别名留行子、奶米、王牡牛、大麦牛。本品为石竹科植物麦蓝菜的干燥成熟种子。夏季果实成熟、果皮尚未开裂时采割植株，晒干，打下种子，除去杂质，再晒干。味苦，性平。归入肝、胃经。能活血通经，下乳消肿，利尿通淋。用量5～10g，内服入煎剂。

眼科应用

活血消肿：用于眼目瘀血肿块及疮痛肿毒。

利尿通淋：用于治诸淋及小便常不利，致肉轮水肿，日数十度起，此皆劳损虚热所致。石韦（去毛）、滑石、瞿麦、王不留行、冬葵子各二两。捣筛为散。每服方寸匕，日三服之（《外台秘要》）。

文献选录

《神农本草经》："主金疮，止血逐痛，出刺，除风痹内寒。"

《药性论》："治风毒，通血脉。"

《本草纲目》："王不留行能走血分，乃阳明冲任之药，俗有'穿山甲，王不留，妇人服了乳长流'之语，可见其性行而不住也。"

《本草纲目》："利小便。"

现代研究

本品种子含三萜皂苷，称为王不留行皂苷的有王不留行皂苷A、王不留行皂苷B、王不留行皂苷C、王不留行皂苷D四种。四种皂苷水解均得同一的王不留行次皂苷，又含黄酮苷，还含植酸钙镁、磷脂等。抗早孕作用：0.25%～0.5%煎剂对大鼠离体子宫有收缩作用，使血浆肌子宫组织中的第二信使物质（cAMP）明显增高。

〈 牛　膝 〉

本品为苋科植物牛膝的干燥根。味苦、甘、酸，性平，归入肝与肾经。能补肝肾，强筋骨，逐瘀通经，利尿通淋，引血下行。对于肝肾虚弱之内障眼病又须活血化瘀者，为常用之品。用量为5～12g，入煎剂或入丸散。

眼科应用

破血通脉：用于视网膜血管阻塞，或视网膜反复出血，玻璃体积血，前房积血以及眼外伤。常与当归尾、川芎、丹参等药配伍。

补肝益肾：用于肝肾虚弱，内障目昏，视物不明。常与枸杞子、熟地黄等药配伍。

强筋壮骨：用于腰膝酸痛，肢软无力，屈伸不利，瞳神干缺。常与续断、杜仲等药配伍。

性善下行：在治下焦病变时，配伍本品引药下行；治疗阳亢性上部出血时，配伍本品引血下行；治疗小便淋沥不通时，配伍本品通利小便。

文献选录

《神农本草经》："主寒湿痿痹，四肢拘挛，膝痛不可屈，逐血气，伤热火烂，坠胎。"

《药性论》："治阴痿，补肾填精，逐恶血流结，助十二经脉。"

《本草经疏》："走而能补，性善下行。"

现代研究

本品含三萜皂苷，水解后生成齐墩果酸，并含多量钾盐。其煎剂或流浸膏对家兔子宫有收缩作用。静脉注射煎剂对麻醉犬有降压作用，还有止痛和轻度的利尿作用。

＜ 琥 珀 ＞

别名血琥珀、血珀、红琥珀、光珀。本品为古代松科植物的树脂埋藏地下经久凝结而成的化石。挖出后，除去杂质。味甘，性平。归入心、肝、小肠经。镇惊安神，散瘀止血，利水通淋，退翳除障。用量1～2g，多入丸、散剂，入汤剂则研细末冲服；外用适量，研细水飞点眼。

眼科应用

散瘀止血：用于瘀滞型眼底出血，如视网膜静脉阻塞等。常与三七、蒲黄等药配伍。

退翳除障：用于新老翳膜，血翳包睛，目赤疼痛。可与珍珠、冰片等药配伍外用。

文献选录

《日华子本草》："壮心，明目磨翳，止心痛，癫邪，破结癥。"

《名医别录》："主安五脏，定魂魄……消瘀血，通五淋。"

《本草经疏》："琥珀，专入血分。心主血，肝藏血，入心入肝，故能消瘀血也。此药毕竟是消磨渗利之性，不利虚人。大都从辛温药则行血破血，从淡渗药则利窍行水，从金石镇坠药则镇心安神。"

《本草正》："清心肺，消瘀血，痰涎。"

《玉楸药解》："凉肺清肝，磨障翳，止惊悸，除遗精白浊。"

现代研究

本品主要含树脂、挥发油。此外，还含有琥珀氧松香酸、琥珀松香酸、琥珀银松酸、琥珀脂醇、琥珀松香醇及琥珀酸等。

‹ 地耳草 ›

别名田基黄、田基王、小田基黄、黄花草、黄花仔、对叶草、七寸金、细叶黄。本品为藤黄科植物地耳草的全草。春夏采收全草，鲜用或洗净，晒干，切碎用。味甘、微苦，性凉。归入肝、胆、脾、胃、大肠五经。能清热利湿，解毒消肿，散瘀止痛。内服：煎汤，或捣汁。外用：捣敷或煎水洗。

眼科应用

清热祛火：用于治疗天行赤眼，清内热，治眼疾（《南宁市药物志》）。

清热利湿：用于眼睑湿疹、疮疖肿毒。地耳草适量，煎水洗（《江西民间草药》）。

清热消肿：用于跌打损伤，地耳草五至八钱，酌加黄酒或酒、水各半，炖一小时，温服，日二次（《福建民间草药》）。

解蛇毒：用于治毒蛇咬伤，地耳草五钱、天胡荽一两、青木香（已禁用）五钱。水、酒煎服（《江西民间草药》）。

文献选录

《分类草药性》："解一切蛇虫毒，清火，止泄泻，刀伤用良。"

《岭南采药录》："去硝黄火毒，敷虾箍疮，理跌打、蛇伤。"

《福建民间草药》："活血，破瘀，消肿，解毒。"

《南宁市药物志》："清内热，治眼疾。"

现代研究

本品含黄酮类、内酯（香豆精）、鞣质、蒽醌、氨基酸、酚类。田基黄注射液对肝炎的各种症状及肝功能均有不同程度的改善。

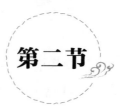

第二节

活血利水法常用方剂

一、活血化瘀剂

本类方剂由行气活血或破血化瘀药为主组成，具有活血化瘀等作用，主治血瘀性眼病或眼内有瘀血者。

《黄帝内经》说："营行脉中，卫行脉外。"正常情况下，血液循经周流全身而营养肌体各个器官，如血不循常道溢于脉外则成出血，出血久不吸收则成瘀血。一般来讲，新鲜之出血宜用止血法，出血停止后则宜用活血祛瘀法。出血之原因不外外伤、血热、血瘀和气虚数种，血热引起之出血宜凉血止血，气火上逆引起之出血宜降逆止血，气不摄血引起者应益气摄血，血瘀者当活血化瘀以止血。一般在止血方剂中，常配伍活血化瘀之品，以防留瘀之弊；在活血化瘀方剂中，常辅以扶正之品，以消瘀而不伤正。

＜ 桃红四物汤 ＞

来源 《医宗金鉴》

组成 桃仁 红花 当归 川芎 赤芍 生地黄

功能 活血祛瘀。

主治 血瘀或瘀血，视网膜血管阻塞，撞击伤目。

方解 方中桃仁、红花破血祛瘀；当归、川芎、赤芍养血活血；生地黄凉血止血，寓活中有止之意。

按语 本方为活血祛瘀常用之方。从整个药物组成看，既破血又养血，既活血又止血，破中有止，止中有活，为临床各科所习用。眼科常用于视网膜静脉或动脉阻塞，玻璃体积血，前房积血，眼组织损伤等血瘀或瘀血性眼病。

＜ 通窍活血汤 ＞

来源 《医林改错》

组成 赤芍 川芎 桃仁 红花 麝香 鲜姜 大枣 老葱 黄酒

功能 通窍活血。

主治 眼底血络阻塞，视力骤降，或眼内出血。

方解 方中赤芍、川芎、桃仁、红花活血化瘀；麝香芳香通窍，活血通络；鲜姜、大枣调和营卫；老葱通阳活络；黄酒助药力通行血脉。

按语 本方为《医林改错》治疗干血劳之方。当今取其通窍活血之效，用于血络瘀阻之各种病证。眼科用于视网膜动脉阻塞者较多，但麝香一般不入煎剂，可兑服。

＜ 血府逐瘀汤 ＞

来源 《医林改错》

组成 桃仁 红花 赤芍 牛膝 川芎 枳壳 柴胡 当归 生地黄 桔梗 甘草

功能 活血化瘀，行气解郁。

主治 眼内瘀血，或眼底血管阻塞。

方解 王清任用本方治疗"胸中血府血瘀"所致诸证，由桃红四物汤合四逆散加桔梗、牛膝而成。胸胁为肝经循行之处，瘀血在胸中，气机阻滞，则肝郁不舒，故胸胁刺痛，日久不愈，急躁易怒。瘀久化热，气郁化火，故内热憋闷，或心悸失眠，或入暮潮热；上扰清窍，则为头痛，视物模糊不清，视力下降或丧失；横犯胃府，胃失和降，则干呕呃逆，甚至饮水即呛。至于眼、唇、舌、脉所见，皆为瘀血之征。故当活血化瘀，兼以行气解郁。方中桃红四物汤活血化瘀而养血，四逆散行气和血而疏肝，桔梗开肺气，载药上行，合枳壳则升降上焦之气而宽胸，尤以牛膝通利血脉，引血下行，互相配合，使血活气行，瘀化热消而肝郁亦解，诸证自愈。

按语 本方为《医林改错》治疗胸中瘀血之方。本方具有活血化瘀而不伤血、疏肝解郁而不耗气的特点，既活血化瘀，又行气解郁，活血可以行气，行气可以化瘀，符合气血相依理论，乃临床常用之方。眼科主要用于视网膜静脉阻塞，眼底出血或玻璃体积血者。

〈 补阳还五汤 〉

来源 《医林改错》

组成 黄芪　桃仁　红花　当归尾　赤芍　川芎　地龙

功能 补气化瘀，活血通络。

主治 气虚血瘀，眼内出血，日久不散；或风中经络，风牵偏视。

方解 方中黄芪补益脾之气，气行则血行，血行则瘀消；桃仁、红花活血破瘀；当归尾、赤芍、川芎活血行滞；地龙通经活络。合之共奏补气化瘀、活血通络之功。

按语 本方用治眼病时，各药的剂量应适当调整，黄芪可减量，其他适当加量，如用治面瘫、眼外肌麻痹时，宜加全蝎、僵蚕、桑枝、片姜黄等缓痉通络之品，如治脉络阻滞引起的昏渺、暴盲，宜加水蛭等逐瘀之品。另据报道，以本方加减治疗视网膜中央经脉阻塞，疗效颇好。由此可见，本方是一个重在补气，以促进血行的理血剂。本方常用于治疗中风后半身不遂、口眼歪斜、言语謇涩等瘀血阻滞脉络、经隧不通之证。眼科取其补气化瘀之功，常用于治疗视网膜静脉阻塞后期而瘀血不消又有气虚者。也可用于麻痹性斜视。

破血红花散

来源　《银海精微》

组成　当归尾　赤芍　苏木　红花　川芎　枳壳　黄芪　黄连　栀子　连翘　升麻　大黄　紫苏叶　白芷　薄荷

功能　活血化瘀，清热祛风。

主治　气滞血瘀，风热壅阻，血翳包睛，赤脉下垂，目赤疼痛；或黑翳如珠，蟹睛疼痛或室女逆经，目赤肿痛。

方解　方中当归、赤芍、苏木、红花活血消瘀；川芎、枳壳、黄芪行气补气，气行则血行；黄连、栀子、连翘、升麻清热泻火解毒；大黄逐瘀活血，通便泻火；紫苏叶、白芷、薄荷辛散向上，祛风止痛。瘀滞消，风热清，则诸症可除。

按语　本方在《银海精微》中主治有三：首先是血翳包睛类；其次是黑翳如珠类；三是室女逆经类。其病机皆有气滞血瘀与风热壅阻，故均可用本方治疗，但临证用于角膜血管翳者居多。

< 破血汤 >

来源　《秘传眼科纂要》

组成　刘寄奴　红花　苏木　赤芍　牡丹皮　生地黄　菊花
桔梗　甘草

功能　破血化瘀，清热凉血。

主治　血瘀眼病，血灌瞳神，眼底出血，眼组织损伤。

方解　方中刘寄奴、红花、苏木破血化瘀；赤芍、牡丹皮、
生地黄清热凉血止血；菊花清利头目，桔梗载药上行，直达病所；
甘草调和诸药。

按语　本方以破血为主，但又兼凉血止血作用，意在破血而
不出血，止血又不留瘀。眼科常用于外伤性前房积血及玻璃体积
血患者。

< 归芍红花散 >

来源　《审视瑶函》

组成　当归　赤芍　红花　栀子　黄芩　大黄　白芷　连翘
防风　生地黄　甘草

功能　散瘀清热。

主治　血瘀热壅，胞睑肿硬，椒疮颗粒累累，目赤疼痛。

方解　方中当归、赤芍、红花活血散瘀；栀子、黄芩、甘草
清热解毒；大黄通便泻火；白芷、连翘、防风散结消滞，生地黄

凉血退赤。合之为活血散瘀、清热泻火之方。

按语　本方为《审视瑶函》治椒疮症之主方。当今常用于沙眼及沙眼角膜血管翳，也用于慢性结膜炎、结节性巩膜炎等血瘀热壅者。

＜ 坠血明目饮 ＞

来源　《审视瑶函》

组成　生地黄　赤芍　当归尾　川芎　牛膝　知母　石决明　蒺藜　防风　细辛　党参　山药　五味子

功能　凉血活血，平肝祛风。

主治　肝热入血，血灌瞳神，眼胀头痛。

方解　方中生地黄、赤芍、当归尾、川芎凉血活血；牛膝导瘀下行；知母清热降火；石决明、蒺藜平肝明目；防风、细辛祛风止痛；《审视瑶函》认为"血灌瞳神乃清阳纯和之气已损"，用党参、山药益清阳，五味子敛神光。

按语　本方为《审视瑶函》治疗血灌瞳神之方。当今临床用于前房积血、玻璃体积血。但若血色鲜红，可不用细辛、党参、山药、五味子。

＜ 大黄当归散 ＞

来源　《医宗金鉴》

组成　黄芩　栀子　大黄　当归　红花　苏木　菊花　木贼

功能　清热化瘀。

主治　血分郁热，血灌瞳神。

方解　方中黄芩、栀子清热凉血；大黄清热逐瘀；当归、红花、苏木活血破瘀；菊花、木贼清利头目。

按语　本方既可清热凉血，又可活血化瘀。临床常用于血热所致的眼底出血，也用于外伤性前房积血。尚可选加清肝之品，如石决明、桑叶；瘀血较多者，尚可选加丹参、郁金、赤芍之类的行气活血消瘀药。有翳者加用蝉蜕、羌活、防风、夏枯草等退翳明目之品。

< 经效散 >

来源　《审视瑶函》

组成　犀角（现代多用水牛角代替）　大黄　当归尾　赤芍　柴胡　连翘　甘草梢

功能　凉血散瘀，清热退翳。

主治　撞刺生翳，目赤疼痛，畏日羞明。

方解　方中犀角（现用水牛角代）凉血清热；大黄泻热逐瘀；当归尾、赤芍活血散瘀；柴胡升散退翳；连翘、甘草梢清热解毒。

按语　本方为《审视瑶函》治疗物损真睛证之方。当今临床常用于外伤性角膜炎，如风热甚者，可加荆芥、防风、黄芩等祛风清热之品。

< 祛瘀汤 >

来源 《中医眼科学》

组成 川芎 当归尾 桃仁 泽兰 丹参 郁金 生地黄 赤芍 墨旱莲 仙鹤草

功能 活血化瘀,凉血止血。

主治 撞击伤目,血灌瞳神。

方解 方中川芎、当归尾、桃仁、泽兰、丹参、郁金活血祛瘀;生地黄、赤芍、墨旱莲、仙鹤草凉血止血。诸药合之,为活中有止之方。

按语 本方由两组药物组成,一组为活血祛瘀药,对于眼组织损伤,眼内已出之血,通过活血化瘀,以消散瘀血;一组为凉血止血药,可防止在活血化瘀的同时造成再出血。当今主要用于外伤性眼内出血,如视网膜出血、前房积血等。

< 分珠散 >

来源 《眼科集成》

组成 蒲黄 苏木 红花 丹参 血竭 乳香 当归尾 大黄 紫草 牡丹皮 槐花 朱砂

功能 活血化瘀,凉血止血。

主治 瘀血贯睛,血障,胬肉包睛。

方解 方中蒲黄、苏木、红花、丹参、血竭、乳香、当归尾行血破血，化瘀除障；紫草、牡丹皮、槐花清热凉血；朱砂有明目作用。

按语 本方为散剂，活血化瘀药较多，祛瘀力强于祛瘀汤。临证可用于前房积血、角膜血管新生、肉状角膜血管翳等。

< 没药散 >

来源 《太平圣惠方》

组成 没药 血竭 大黄 芒硝 生地黄 干地黄

功能 活血逐瘀，通便泻火。

主治 血灌瞳神，血积不散，头目胀痛不可忍。

方解 方中没药、血竭逐血消瘀，又能止痛；大黄既可逐瘀血，合芒硝又可通便泻火；地黄凉血止血，且能滋阴。瘀血去，不继续出血，则疼痛可缓解。

按语 本方治血灌瞳神而疼痛不可忍者。临证常用于前房积血而继发青光眼者。又，本方去生地黄、干地黄，名止痛没药散。

< 活血汤 >

来源 《秘传眼科纂要》

组成 当归尾 枳壳 桃仁 红花 苏木 乳香 没药 荆芥 防风 白芷 甘草

功能 活血化瘀。

主治　撞击伤目，红肿疼痛，血凝紫胀，畏光流泪。

方解　撞击伤目，组织受损，气血瘀滞，红肿疼痛，血凝紫胀，乃气滞血瘀之表现。用当归尾、枳壳行气活血；用桃仁、红花、苏木破血化瘀；用乳香、没药消肿止痛。畏光流泪为兼有风邪，用荆芥、防风、白芷祛风止泪；甘草缓和药性。

按语　本方为活血化瘀之方，兼有祛风作用，临床常用于外伤性前房积血及眼底出血，以及外伤性虹膜睫状体炎。

‹ 顺经汤 ›

来源　《审视瑶函》

组成　当归　川芎　赤芍　柴胡　香附　乌药　青皮　陈皮
桃仁　红花　苏木　玄参　加酒温服

功能　疏肝调经，活血化瘀。

主治　室女经闭，倒行逆上冲眼，目赤瘀滞，火疳结节，疼痛畏光。

方解　室女月经应至而未至，瘀血上冲头目，目赤瘀滞，火疳结节疼痛，为肝郁气滞、血行瘀滞的表现。用当归、川芎、赤芍养血活血以调经；用柴胡、香附、乌药、青皮、陈皮疏肝解郁以顺经；用桃仁、红花、苏木破血化瘀以行经，经行则瘀血下行，目痛则可缓解；方中玄参为滋阴降火药，虑肝郁过久，恐化火伤阴，故用玄参降火以滋阴。

按语　本方为疏肝调经、活血化瘀之方。《审视瑶函》谓本方主治室女月水停久，倒行逆上冲眼，红赤生翳。临床常用于逆经或停经致目病加重或复发者，如巩膜炎、葡萄膜炎等。

‹ 槐花当归散 ›

来源 《普济方》

组成 槐花 何首乌 川芎 当归 甘草

功能 活血化瘀。

主治 血灌瞳神，眼目胀痛。

方解 血灌瞳神新近日浅者，先宜止血，塞其出血之源。用槐花清肝明目，凉血止血；用何首乌缓下通便、泻火止血；已出之血，为瘀滞之血，需活血以消瘀。用当归、川芎养血活血，行气止痛；甘草调和诸药。

按语 本方为止中有活之方，常用于前房积血早期既需止血又需活血的患者。

‹ 除风益损汤 ›

来源 《原机启微》

组成 熟地黄 当归 白芍 川芎 藁本 前胡 防风

功能 除风治损。

主治 眼球穿通伤。

方解 目以血为本，外伤则伤血，故以熟地黄、当归、白芍、川芎养血和血；受伤之际，七情内移，卫气衰，外风入侵，故用藁本、前胡、防风通疗风邪。

按语　本方为《原机启微》治疗目被物所伤之主方。当今将此作为眼球穿通伤及内眼手术后之通用方，随症加减。伤初一般将熟地黄易生地黄，白芍易赤芍，当归易当归尾；邪毒入侵者，加黄连、黄芩、金银花、蒲公英等清热解毒之品；瘀滞较甚、疼痛剧烈者，加乳香、没药等破血化瘀止痛之品；大便闭结者，加大黄、芒硝等通腑泻下之品。然《原机启微》与今不同，是按受伤经络进行加减的。谓："伤于眉骨者，病自目系而下，以其手少阴有隙也，加黄连疗之；伤于颊者，病自抵过而上，伤于耳者，病自锐眦而入，以其手太阳有隙也，加柴胡疗之；伤于额交巅耳上角及脑者，病自内眦而出，以其足太阳有隙也，加苍术疗之；伤于耳后耳角耳前者，病自客主人斜下，伤于颊者，病自锐眦而入，以其足少阳有隙也，加龙胆草疗之；伤于额角及巅者，病自目系而下，以其足厥阴有隙也，加五味子疗之；眵泪多，羞涩赤肿者，加黄芩疗之；凡伤甚者，从权倍加大黄，泻其败血。"

〈 小蓟饮子 〉

来源　《严氏济生方》

组成　生地黄（洗）　小蓟　滑石　通草　蒲黄（炒）　藕节淡竹叶　当归（酒浸）　栀子　炙甘草

功能　凉血止血活血，泻火通淋。

主治　血灌瞳神及眼内出血；或下焦瘀热之血淋，症见尿中带血，小便频数，赤涩热痛，或尿血，舌红，脉数。

方解　本方为导赤散加味组成，方中以小蓟凉血止血为君药；辅以藕节、蒲黄助君药凉血止血，并能活血消瘀，可使血止而不留瘀；滑石清热利水通淋；通草、淡竹叶、栀子清泄心、肺、三焦之火热从下而去，故可用其治疗因热而引起之眼底出血。热易伤阴，故用生地黄养阴清热，凉血止血；当归养血和血而性温，亦有防方中诸药寒凉太过之意，以上共为臣、佐药。甘草和中调和诸药，是为使药。诸药合用，共奏凉血止血、利水通淋之功。本方止血之中寓以化瘀血，清利之中寓以养阴血，是治疗血淋、尿血、前房积血等病属实热证的常用方剂。

按语　本方在临床上治疗前房积血、玻璃体积血、视网膜静脉周围炎、黄斑区出血等疾病时，随证加减，效果较好。

＜ 生蒲黄汤 ＞

来源　《中医眼科六经法要》

组成　生蒲黄　墨旱莲　丹参　牡丹皮　荆芥炭　郁金　生地黄　川芎

功能　止血活血，凉血散瘀。

主治　用于治疗眼底出血性疾病，血灌瞳神，及外伤引起的眼部出血。

方解　方中生蒲黄、墨旱莲、生地黄、荆芥炭凉血止血，共止目内出血。眼内出血若只止血而不散瘀，则瘀血存积眼内，为患极大，甚者导致失明，故加丹参、牡丹皮、郁金、川芎，凉血活血，散瘀明目。全方共奏滋阴凉血，化瘀止血之功。

按语　生蒲黄汤是陈达夫教授的经验方，临床上治疗眼底出血，随证加减，具有较好的效果。

< 宁血汤 >

来源　《中医眼科学》

组成　仙鹤草　墨旱莲　生地黄　栀子炭　白芍　白蔹　侧柏叶　阿胶　白茅根

功能　凉血止血。

主治　用于治疗血灌瞳神及眼底出血。

方解　方中以仙鹤草、栀子炭收敛止血；侧柏叶、白茅根清热凉血止血；白芍、阿胶补血止血；生地黄、墨旱莲养阴凉血止血；白蔹清热以助止血。

按语　本方在临床上用于治疗前房积血、玻璃体积血、视网膜静脉周围炎、视盘血管炎、视网膜静脉阻塞、视网膜出血、黄斑区出血等疾病，酌情用量，方中尚可加入一些行气活血之药，如川芎、郁金等，以防留瘀之弊。

< 艾人理血汤 >

来源　《目经大成》

组成　熟地黄　阿胶（蒸兑）黄芪　人参　白术　当归　白芍　防风　山茱萸　艾叶　甘草

功能　补血止血，益气消风。

主治　男人衄血吐血，妇人产后血崩，亡血过多，致眼目昏暗，睛珠疼痛，眼睫无力，羞明不敢仰视，甚则眉棱骨、太阳穴胀痛。

方解　本方用四物汤养血，配阿胶益阴，山茱萸补肝肾，人参、黄芪益气，白术扶脾，艾叶温经，防风祛风，而成补养理血之剂。凡肝经经寒血虚、阳气不足、不能统摄血脉引起的眼病，无论男女均可应用。

按语　本方由《金匮要略》的胶艾汤加味而成，为止血养胎调经的名方。《目经大成》在原方的基础上加益气补肝扶脾祛风之品，使之成为眼科理血的名方，并在理论上做了论述。如说："药行身热，外加清品凉其血；凉过身寒，更益补剂暖其血，务使五脏和谐，然后心有所生，脾即统之；脾有所生，肺即行之；肺有所生，肾即摄之；肾有所生，肝即藏之。血根于心，血极于肝，自尔目视如常。肉轮振跳者，服此亦有效。"

＜　救睛散　＞

来源　《目经大成》

组成　当归　生地黄　磁石　血竭　川芎　没药　乳香　丹参　木香　独活　防风

功能　散血养血，益肾明目，理气疏风。

主治　眼球挫伤，视网膜震荡，视神经挫伤，外伤性前房积血，以及目痛眼胀者。

方解　本方以当归、生地黄养阴护睛；以磁石镇火清神水；以川芎、血竭、乳香、没药、丹参散血止痛；以青木香（已禁用）理气，防风、独活祛风。凡外伤触打所引起的眼内外钝挫伤皆可选用。

按语　本方由《良方集腋》的七厘散（血竭、儿茶、朱砂、红花、乳香、没药、麝香、冰片）加减化裁而成，既能活血散瘀，又能定痛止血，益肾明目。专用于眼部损伤，是理血疗伤的良剂。

＜ 止血化瘀汤 ＞

来源　《眼科辨治精华》

组成　白茅根　益母草　仙鹤草　茜草　花蕊石　槐角（或加血竭 三七）

功能　止血化瘀，明目固睛。

主治　凡眼科血证，如眼外伤所致的白睛溢血、振胞瘀痛、瘀血灌睛、血灌瞳神，或由眼内出血引起的视瞻昏渺、云雾移睛、暴盲等均适用。可收血止目明之功。

方解　本方以白茅根、茜草、仙鹤草凉血止血为君，以益母草行血去瘀为臣，以花蕊石止血化瘀为佐，以槐角止血清肝为使。本方功效止血化瘀，能使眼内外出血迅速得到控制和吸收，故名止血化瘀汤。

按语　眼科血证，审其病因，主要有六：一是外伤出血，眼部组织结构精细，轻微的外伤便可使血管破裂而出血；二是炎性出血，眼部血管因炎性刺激，血液中的成分破壁而出，血热妄行者属此；三是变性出血，眼内组织因退行性变使血管脆性增加、凝血机制不良而出血，气不摄血、脾不统血者属此；四是血管硬化出血，眼内动脉硬化，血管壁增厚，血流量减少，严重者可使视网膜缺血、组织坏死出血；五是血管阻塞出血，视网膜静脉阻塞，血液回流受阻，势必破壁外溢；六是压迫性出血，多见于颅内占位性病变。临证时可根据不同的病因酌加凉血、活血、补血、养阴、收敛药物，标本兼治。在眼科血证中，眼底出血因具有吸收缓慢、并发症多、致盲率高的特点，故一旦发生应尽快止血。出血停止后则应分别改用活血化瘀、滋养明目、淡渗酸收的药物，以促其病灶的吸收和视功能的恢复。在加减运用中，炭类止血药可酌情加入。此类药物用祛风清热、凉血活血药炒黑或炭化之后，其性味有相应的改变，多具收敛性，在一定程度上增加了止血效果，各种类型的出血均可使用。

二、利水渗湿剂

本类方剂以祛湿利水药物组成，具有通利小便、祛湿清热之作用，用以祛除体内（包括眼部）停积的水湿，并消除其病因。眼科主要用以祛除眼部的水湿，如胞睑肿胀，胞睑糜烂流水，视网膜水肿、渗出等。

湿邪为患，有内湿和外湿之不同。外湿每因身体虚弱，淋雨涉水，久处湿地，湿由外侵所致；内湿多因恣食生冷，嗜酒好茶，脾失健运，中阳受损而成。因湿邪所在部位及寒化、热化之不同，所以在临床应用时，又将其分为清热利湿、利水渗湿、温化水湿及祛风胜湿等法。

湿邪重浊黏腻，得病后往往病程较长，因此对于一些缠绵难愈的眼病，亦常加用祛湿药物治疗。风能胜湿，因此在祛湿利水方剂中多加用散风之药。

祛湿利水之药，容易耗伤人体津液，凡水湿兼阴虚津亏，或孕妇兼有水湿之证者，应当慎用，如必须应用时，亦应妥善配伍使用。

＜ 加减八正散 ＞

来源　《严氏济生方》

组成　瞿麦　萹蓄　滑石　车前子　木通　灯心草　淡竹叶　桑白皮　栀子　大黄　生地黄　甘草

功能　利尿清热祛湿。

主治　湿热熏眼，赤肿热痛，瞳神紧小，云雾移睛，热泪频流，畏日羞明。

方解　方中瞿麦、萹蓄、滑石、车前子、木通、灯心草、淡竹叶清利小便，使湿热从小便出；《本草纲目》云"桑白皮长于利水"，亦能清利湿热；栀子清利三焦；大黄泻下除湿热；生地黄凉血养阴，亦可防利尿伤阴；甘草调和诸药。诸药合之以清热利湿为主要作用。

按语　本方即《太平惠民和剂局方》八正散加桑白皮、淡竹叶、生地黄，加强了利尿清热之功。因本方有清热泻火利水之作用，故眼科多用其治疗目赤涩痛、视瞻有色等证。临证常用于湿热型葡萄膜炎以及玻璃体炎性混浊。

热壅于眼，气血不行，血壅气滞，故白睛赤脉粗大弯曲，形如传说中龙的犄角，故名赤丝虬脉。可以用本方加赤芍、牡丹皮、丹参以活血化瘀。

两眦部在五轮中属血轮，在脏属心，心火上炎，则见两眦生赤脉，色红而鲜，涩痛流泪，畏光羞明，口舌生疮，小便赤涩。方中栀子清肝明目，清心泻心，治心肝经有热引起之目赤效果较好；大黄活血化瘀，亦有去湿利水作用；车前子、瞿麦、萹蓄、木通等有较强之利尿作用，使热由小便而出，故可治疗实证之红赤涩痛。若两眦赤脉淡红不鲜，属虚火所致，则非所宜。

目珠不红，而只眼珠疼痛如针刺者，亦属心经实火上攻，所以《审视瑶函》说："痛如针刺属心经，火燥珠疼炽盛行。"

视瞻有色为中心性浆液性脉络膜视网膜病变初期的一个症状，由于湿热之邪聚集于黄斑区，造成黄斑区水肿、渗出，本方能清热利水，故见苔黄腻者即可用之。

《眼科集成》八正散，治热结膀胱，赤而不痛，方中有泽泻而无大黄。《银海精微》八正散较《太平惠民和剂局方》八正散多淡竹叶、葱头，主治大眦赤脉传睛，鸡冠蚬肉，胞肉生疮，痛如神祟。

＜ 猪苓散 ＞

来源 《审视瑶函》

组成 猪苓 木通 萹蓄 滑石 车前子 苍术 枸杞子 大黄 栀子

功能 利湿清热。

主治 湿热内障，云雾移睛，眼前黑影飘动。

方解 方中猪苓、木通、萹蓄、滑石、车前子利湿清热；苍术苦温燥湿；大黄、栀子通利泻下，除下焦湿热；《审视瑶函》认为，本证乃肾弱不能济肝木，故用枸杞子补肾。

按语 本方即《秘传眼科龙木论》猪苓汤加味而成。本方所治之证主要为水热互结，内热伤阴所引起之诸证。因其有利水清热育阴作用，故眼科用来治疗因湿热阴亏所致之视瞻昏渺，黄斑区有水肿或渗出。由于水热互结，故黄斑出现水肿，火热煎灼津液，故水湿凝聚成块而变为渗出。猪苓与木通、萹蓄同用，使湿从水道而解；滑石清热利水，滑利水道；枸杞子补肾养阴，使利水而不伤阴液。其辨证要点在于小便不利，渴欲饮水，心烦不得眠，或小腹胀满作痛。除治疗中心性浆液性脉络膜视网膜病变外，亦可用其治疗视网膜脱离、视网膜下有积液者，为加强其利水作用，可于方中加入益母草、女贞子、生地黄等以养阴利水明目。

五苓散、五皮饮、猪苓汤均为利水之方剂，皆可治疗中心性浆液性脉络膜视网膜病变，均治眼前黑影如旗筛、蛱蝶、绦环等状。临证常用于玻璃体炎性混浊。但在作用上是有所不同的，五苓散偏重于泻湿，故方中用术桂；五皮饮偏重于宣肺利水，故配以桑白皮；猪苓汤泻利湿热，故用滑石。因此属气不宣化而湿盛者用五苓散，阴虚而兼湿热者用猪苓汤，肺气不宣而水肿、渗出者用五皮饮。

‹ 五苓散（附方：四苓散）›

来源 《伤寒论》

组成　猪苓（去皮）　白术　茯苓　泽泻　桂枝（去皮）

功能　化气利水，健脾祛湿。

主治　适用于水湿上泛引起之视瞻昏渺，视大为小，视直如曲，或眼前有黑影，眼内外水肿、渗出等证。

方解　方中茯苓、猪苓、泽泻能导水下行，白术健脾燥湿，桂枝化气行水，与白术同用，健脾温化行水作用尤为显著，共奏化气利水、健脾祛湿之作用。

按语　本方原为治疗伤寒太阳病，发汗后汗出脉浮、小便不利、微热烦渴等证而设。眼科用其祛湿利水作用，对治疗中心性浆液性脉络膜视网膜病变之黄斑水肿，患眼视大为小、视直如曲，或眼前有圆形灰黄色阴影，而无热象者较为适宜。若黄斑区水肿较重，加车前子、陈皮以理气行水；如患者有头晕目眩，眼睛干涩不爽，耳鸣，手足心热，属肝肾阴虚者，上方去桂枝、泽泻，加枸杞子、玄参、桑椹；全身兼有腹胀便溏，腰酸腿软，小便清长，证属肾阳虚者，以肉桂易桂枝，去泽泻，加沙苑子、菟丝子、枸杞子以温肾助阳利水。据报道，经五苓散治疗的中心性浆液性脉络膜视网膜病变患者，有90%以上可恢复原有视力，且全部消除了黄斑区渗出点，黄斑部浆液性视网膜脱离得以平复，因此有人用此方治疗非孔源性视网膜脱离。对于眼珠胀痛伴有上睑乏困、懒于睁眼、眼压增高者，亦可应用。

附方　四苓散（《丹溪心法》卷二）：由茯苓（去皮）、猪苓（去皮）、白术、泽泻各等分组成，共为细末。具有健脾利水渗湿作用，主治水湿内停上泛引起之视瞻昏渺，视大为小，视直如曲，及眼内外水肿、渗出。

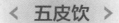

‹ 五皮饮 ›

来源 《中藏经》

组成 桑白皮　生姜皮　大腹皮　茯苓皮　陈皮

功能 健脾化湿，理气消肿。

主治 适用于脾虚不能制水，水湿上泛所致之胞睑虚肿，或视瞻昏渺，云雾移睛等症。

方解 五皮饮利水消肿，为治疗脾虚水肿的通用方剂。方中陈皮、茯苓皮理气健脾渗湿，桑白皮宣肺利水，大腹皮消胀化湿，生姜皮辛散行水。桑白皮在方中虽不为主药，但将桑白皮煎剂给家兔口服，其利尿作用较茯苓皮还要显著，而其他药则没有显示出有利尿作用，因此其利尿作用主要来自桑白皮和茯苓皮。

按语 本方有健脾消肿的作用。水肿多由脾虚不能运化水湿，以致水邪停蓄为患，故《素问·至真要大论》说："诸湿肿满，皆属于脾。"治疗水肿可从两个方面入手：一是健脾以御水邪之泛滥；二是疏通水道，使水有出路。本方即集两者作用于一体，故可治疗各种水肿病。眼科则利用这种作用治疗胞虚如球，视瞻昏渺，云雾移睛等症。

胞虚如球亦称悬球，类似现代医学的眼睑非炎性水肿，多由脾肾阳虚、水不化气、湿邪上泛所致，其辨证要点为胞睑无红肿疼痛，局部皮色㿠白，兼有腰膝酸痛、小便不利等，可用本方加炮附子、肉桂以温阳化气，利水消肿。

视瞻昏渺、云雾移睛类似于现代医学之中心性浆液性脉络膜视网膜病变，当黄斑区有水肿时，则会出现视物模糊，眼前有黑影遮挡，此时可用本方加车前子、炒白术、赤小豆以健脾利水。

＜ 除湿汤（附方：清脾除湿饮）＞

来源　《秘传眼科纂要》

组成　茯苓　滑石　车前子　木通　黄芩　黄连　连翘　陈皮　枳壳　荆芥　防风　甘草

功能　利湿清热，祛风止痒。

主治　湿热外障，眼睑湿疹，糜烂渗水，或睑边赤烂，刺痒。

方解　方中茯苓、车前子、滑石、木通通利小便，利湿清热；黄芩、黄连、连翘清热解毒，又能燥湿；陈皮苦温化湿；枳壳理气和中；荆芥、防风祛风止痒；甘草调和诸药。

按语　本方利湿、清热、祛风俱备，常用于湿热型眼睑湿疹、睑缘炎以及药物过敏性眼睑皮肤炎等疾患。

睑弦赤烂（风弦赤烂）、风赤疮痍和眼癣，均属胞睑疾患，胞睑在五轮中属肉轮，在脏腑中属脾。脾胃蕴积湿热上客胞睑，可见眼胞红赤糜烂，兼风邪时必多兼有痒感。如红赤较重，为偏于热，可加生地黄、赤芍、牡丹皮以清热凉血化瘀；眼胞糜烂流水或生疱疹，为湿重于热，上方加金银花、地肤子、苦参、土茯苓以清热利湿；痒甚加蝉蜕、乌梢蛇以散风邪；分泌物多者，加苍术、黄柏以清热燥湿。

湿热夹肝火上攻黑睛，可导致黑睛生翳，症见头昏或头目不清，身重口渴，大便黏腻不爽，苔白腻或黄腻，可以用本方加夏枯草、柴胡以清肝。本书另一除湿汤缺黄连、黄芩二味。

附方　清脾除湿饮（《医宗金鉴》）：由泽泻、赤苓、苍术、白术、茵陈、栀子、黄芩、连翘、玄明粉、枳壳、甘草、生地黄、麦冬组成，具有清利湿热兼以滋阴的作用。主治湿热内蕴，睑肤湿烂等。

＜ 三仁汤 ＞

来源　《温病条辨》

组成　苦杏仁　薏苡仁　白蔻仁　半夏　厚朴　滑石　通草淡竹叶

功能　化湿畅中，清热利湿。

主治　湿热眼病，目赤疼痛，黑睛翳障，瞳神紧小，或视网膜水肿。

方解　方中苦杏仁宣肺除湿，薏苡仁健脾运湿，白蔻仁醒脾化湿，半夏、厚朴苦温燥湿，滑石、通草、淡竹叶清热利湿。湿邪清，热邪无以依恋，则达到湿去热清的目的。

按语　本方主要治湿温初起，症见头痛恶寒，身重疼痛，面色淡黄，胸闷不饥，午后身热，舌白不渴，脉弦细而濡等，眼科根据其所主治之病证的病因病机，应用于湿热之邪客于眼部的各种病证。

葡萄膜炎，俗称色素膜炎，症见瞳神紧小，头疼珠痛，视物模糊，抱轮红赤，羞明流泪，角膜后有沉着物，兼有胸脘痞满，肢体麻木，关节疼痛，或有身热起伏，大便溏泄不爽，小便短赤不利，苔黄腻，脉濡数，证属湿热者，方可应用三仁汤加减治疗。

湿重者，重用薏苡仁、滑石，加茯苓；热重者加金银花、连翘、石膏、知母。

聚星障、聚开障、木疳、气翳，均属黑睛生翳证，类似现代医学所说之角膜炎，若症见病情缠绵，反复发作，形体消瘦，面色萎黄，伴腹泻者，可以用三仁汤加青葙子、木贼以清热退翳。

中心性浆液性脉络膜视网膜病变，黄斑区有水肿、渗出，视瞻有色，视物变形，伴有慢性腹泻史者，可用本方加减治疗。

春季结膜炎，俗称春季卡他性结膜炎，眼部奇痒难忍，且病情缠绵，球结膜近角膜内外侧缘有污秽隆起，此属湿热蕴酿，兼夹风邪，可加荆芥、防风以散风止痒。

匐行性角膜溃疡，症见患眼赤肿微痛，眵黏多泪，黑睛生翳如凝脂，前房积脓量少色淡，头痛身痛，胸闷纳呆，苔腻，脉濡数，可用三仁汤合《备急千金要方》苇茎汤加减治疗。若前房积脓质稠量多，口渴喜饮，大便秘结，舌红苔黄脉数者，则非所宜。

有人用其治疗视乳头水肿，症见视力下降，头晕头痛，恶心心悸，气促，形体肥胖，血压偏高，证属湿热困阻三焦、肝阳偏亢者，可用三仁汤加石决明、牡蛎、钩藤等，并配以珍珠粉内服，取得良好疗效。

眼睑湿疹，症见患部潮红，湿烂流水，或有水疱及脓疱，刺痒灼热者，本方减半夏、厚朴、通草、淡竹叶，加草薢、栀子、茵陈、赤芍、蒲公英，以清热解毒利湿。

巩膜炎，症见头重头痛，胸闷身重，睡眠欠佳，苔白腻或黄腻，脉濡者，宜本方加桃仁、红花、蒲公英以清热活血化瘀。

正漏是指黑睛破溃，形成很小之漏孔而言，相当于现代所说的角膜瘘，多由黑睛生翳破溃而成，在全身兼有湿热证时，如头昏重痛，口苦脘闷，舌苔黄腻，脉弦数等时，可用三仁汤加黄芩、栀子、夏枯草以清热除湿。

＜ 甘露消毒丹 ＞

来源 《温病经纬》

组成 蔻仁　藿香　石菖蒲　薄荷　黄芩　连翘　射干　滑石　木通　茵陈　贝母

功能 芳化湿浊，清热解毒。

主治 湿热为患，黑睛雾浊，视网膜水肿，视瞻昏渺。

方解 方中蔻仁、藿香、石菖蒲、薄荷芳化湿浊；黄芩、连翘、射干清热解毒；滑石、木通、茵陈利湿清热；贝母清化痰湿，合之为化湿浊、解热毒之方。

按语 甘露消毒丹为王孟英创制的治疗湿温病的一个主要方剂，用于治疗湿热交阻，留恋气分，致气机不利、清浊混淆所引起的一系列证候，眼科多用于湿热交阻引起之各种眼病。

粟疮，类似于现代医学中的结膜滤泡症及滤泡性结膜炎，因其病因病机为湿热相搏，壅阻于胞睑，故可借而用之。眼痒者可加地肤子、苦参以清热利水燥湿。

由湿热交阻滞于眼内，症见视物模糊，或眼前有黑影晃动，视网膜水肿、渗出，谓之视瞻昏渺，而全身兼有身重头重，胸脘满闷，胃呆纳少，苔黄厚腻，脉濡数等为其辨证使用本方之要点。

气翳，黑睛生翳如哈气状混浊，此病类似现代医学所说之角膜实质炎。如兼有湿热症状时，可在本方中加入一些退翳之品以治之。

清暑汤

来源 《银海指南》

组成 藿香 青蒿 滑石

功能 化湿清热。

主治 暑湿外障，夏令目赤红肿，眵泪如脓，甚则黑睛生翳，赤涩羞明。

方解 方中藿香芳香化湿避浊，青蒿苦寒清热解暑，滑石甘淡利尿除湿。暑湿清，诸症自然缓解。

按语 《银海指南》以本方主治夏月贪凉饮冷，遏抑阳气，以致头痛恶寒，相火上炎，两目红肿，眵泪如脓，甚者色带黄滞，睛珠翳障，及深秋伏暑，发赤涩羞明。暑必伤气，藿香辛温通气；暑必兼热，青蒿苦寒清热；暑必夹湿，滑石甘淡除湿。当今常将本方作为夏令暑湿外障的基本方，用于夏季之急性结膜炎，可随症加减。眵多如脓，加金银花、蒲公英、连翘之类以清热解毒；赤涩羞明加薄荷、荆芥、菊花以祛风散热；汗多伤阴，气阴两虚，可加人参、麦冬以益气养阴。

燥湿汤

来源 《审视瑶函》

组成 黄连（炒） 苍术（泔水制） 白术（土炒） 陈皮 茯苓 半夏 枳壳 栀子（炒黑） 甘草

功能 清热燥湿化痰。

主治　适用于湿热引起之大眦漏证。

方解　方中黄连、栀子清热解毒，燥湿除脓；苍术、白术、陈皮、茯苓健脾理气祛湿，脾健则正气旺，帮助他药排脓敛漏；半夏、枳壳行气祛痰；甘草调合诸药，诸药合用，共奏清热燥湿、化痰祛脓之效。

按语　本方由二陈汤衍化而来，加入清热燥湿、理气化痰之品以治疗大眦漏证。大眦漏又称漏睛、漏睛脓出，即现代医学所说之慢性泪囊炎。由于黏液或脓液不断自泪窍排出，中医认为其由湿邪所致，故用二陈汤以燥湿，苍术、白术、茯苓、陈皮以健脾，脾健则气旺，气旺则自然可驱邪外出；病在大眦，大眦在脏属心，心有伏火，脾蕴湿热，循经上攻内眦，则腐肉成脓，故加黄连、栀子以清心火。如泪囊区皮肤红肿热痛，脓液稠厚时，为火毒壅盛，不及时治疗可蚀破皮肤而成漏睛疮，可在方中加金银花、连翘、蒲公英、紫花地丁以加强清热解毒燥湿之力。对于慢性泪囊炎，脓水清稀者，可加车前子以利湿。不论急性泪囊炎、慢性泪囊炎，均可于方中加入全蝎，有人报道可以收到良好的效果，是因全蝎有解毒散结、通络止痛之功。

＜ 清肾抑阳丸 ＞

来源　《审视瑶函》

组成　寒水石（另研）　黄柏（盐水制）　生地黄　知母（盐水制）　枸杞子　黄连（酒炒）　茯苓　独活　决明子（炒）　当归（酒洗炒）　白芍（酒洗炒）

功能　祛风清热除湿。

主治　用于阴虚火旺，风热上攻所致之瞳神紧小证。

方解　方中生地黄、知母、黄柏滋阴降火；黄连、寒水石清热泻火；独活、茯苓搜风除湿；枸杞子、决明子、当归、白芍滋补肝肾，诸药合用，共奏祛风除湿、滋阴清热之功。

按语　瞳神紧小证多见于虹膜睫状体炎，其病因较为复杂，有因肝胆蕴热、化火上炎，致使黄仁受灼者；有因湿热郁遏、熏蒸黄仁，致使瞳神缩小者；有因劳伤精血，肝肾损伤，虚火上炎而致者；亦有因外伤、眼部其他疾病所致者，不一而足。本方所治之病主要由于风湿热邪上攻于目所致，辨证要点在于全身兼有头重胸闷、身体沉重，或头晕耳鸣，口舌干燥，苔黄腻，脉濡数等。如白睛抱轮红赤严重，或前房有渗出物者为热重，可在方中加金银花、连翘、夏枯草、菊花以清肝泻热明目；兼有四肢关节酸痛者，可加防己、桑枝以祛湿止痛。有谓本方去知母加川芎，对虹膜睫状体炎瞳孔区渗出物有吸收作用。

＜ 抑阳酒连散 ＞

来源　《原机启微》

组成　生地黄　独活　黄柏　黄芩（酒制）　防风　知母　蔓荆子　前胡　羌活　白芷　甘草　寒水石　栀子　黄连（酒制）防己

功能　散风清热，除湿止痛。

主治　适用于风湿热邪相兼为患引起之瞳神紧小证。

　　方解　方中黄芩、黄连、栀子清热泻火燥湿，除目赤疼痛；生地黄、寒水石、知母、黄柏滋阴清热，协助黄芩、黄连、栀子以缓解目赤；羌活、独活、防风、白芷祛风胜湿止痛；蔓荆子、前胡清上而止泪；防己利水散风止头痛；甘草补益而调合诸药，诸药合用，共奏祛风清热除湿之功。

　　按语　本方适用于风湿热邪合而致之急性虹膜睫状体炎，尤以伴有关节疼痛时最为适宜。本方与清肾抑阳丸功用、主治基本相同，药味也大致相同，但本方苦寒药及散风药较多，易败胃伤津，临床还需加减应用，如阴虚之人可去栀子、黄连，加当归、白芍以养阴补血。脾胃虚弱之人服此方易发生大便溏泄，久服且可伤胃，宜加用健脾药，如茯苓、白术之类。如前房水混浊，渗出物多者，方中可加青黛、芦荟以清肝泻热，消除前房之渗出物。对于急性虹膜睫状体炎，应及时用1%阿托品散瞳，以防发生瞳神干缺（虹膜后粘连），引起并发症的发生。

‹ 苓桂术甘汤 ›

　　来源　《伤寒论》

　　组成　茯苓　桂枝（去皮）　白术　炙甘草

　　功能　温阳化气，健脾渗湿。

　　主治　适用于痰湿引起之睑眉、视瞻昏渺等。

　　方解　方中茯苓补脾渗湿，一药兼具两种作用，故重用为主药。然水湿之聚，多由阳气不足，气化不行，故辅以桂枝温阳化气。白术、甘草培补中宫，俾中焦健运，自然能够运化水湿。诸药共奏健脾渗湿，温化痰湿之功。

按语　中焦阳虚，脾不健运；或阳气不足，气化失常，水湿就会聚积于组织内，如聚积于目则可造成视网膜水肿、渗出，影响视功能之发挥，症见视物昏花，视物变形。所以眼科多用于中心性浆液性脉络膜视网膜病变，视网膜震荡黄斑区有水肿、渗出者。茯苓、桂枝、白术均有利尿作用，桂枝可温通脉络，故有促进视网膜水肿、渗出消退的作用。水肿严重者，可加车前子、陈皮。

睑黡为上下眼睑皮肤变色如煤黑，如淡墨渗于旧绵纸。常见于妇女，由脾土衰惫，倦于承运输送，致寒饮热痰上行客于胞睑所致。本方善于温化痰饮，故可治疗本病，兼肾虚者加牛膝、续断、菟丝子。

《类聚方广义》治饮家眼生云翳，昏暗疼痛，上冲头眩，睑肿，眵泪多者，加茉莄（注：即车前子）尤有奇效。当以心胸动悸，胸胁支满，心下逆满等为辨证之要点。治雀目也有奇效。

有人用本方治疗球后视神经炎获得较好疗效，临床观察到此病患者多有精神欠佳、食欲不振等症，认为是因脾阳不振、水湿内停所致，故可用本方治疗。

苓泽茱萸汤

来源　《眼科临证录》

组成　茯苓　泽泻　吴茱萸　党参　桂枝　炙甘草　白术　干姜

功能　祛湿利水，温胃止呕，止头痛。

主治　适用于脾胃虚寒，饮邪上逆而致之绿风内障兼有头痛、呕吐而渴欲思饮者。

方解　方中茯苓淡渗逐湿；白术健脾燥湿；泽泻祛湿而泄热；桂枝通阳利水；甘草补中；吴茱萸主胃寒呕吐，兼治厥阴头痛；党参甘温补脾益气，干姜温中散寒可治疗脾胃虚寒。诸药合用，共奏温中散寒、利水止呕之功。

按语　绿风内障即现代医学所说的急性闭角型青光眼，病情急，变化快，为一种严重的致盲眼病。其病因也比较复杂，但大多与情志刺激有关。本方可治主要由肝失温养，寒邪犯胃，致使饮邪上逆，阻滞肝络，导致神水郁滞而成的青光眼。苓泽茱萸汤系陆南山教授从《伤寒论》吴茱萸汤合苓桂术甘汤变化而来，主治肝胃虚寒、饮邪上逆所致之急性闭角型青光眼。以吴茱萸汤温胃降逆，止厥阴头痛；苓桂术甘汤温胃蠲饮，健脾祛湿；合泽泻之利水泄热，以解除神水之郁滞。其辨证要点除眼部症状外，全身必兼有头痛，四肢不温，呕吐，其呕吐物为清冷涎沫，渴欲思饮。若发热烦躁，头痛，口苦，恶心呕吐，脉弦数，属肝胆风火上扰者，则非本方所宜。

＜ 清肝解郁益阴渗湿汤 ＞

来源　《中医眼科临床实践》

组成　银柴胡　菊花　蝉蜕　木贼　羌活　防风　苍术　白术　女贞子　赤芍　生地黄　甘草　菟丝子

功能　散风除湿，疏肝益阴。

主治　适用于肝郁湿滞不化引起之视瞻昏渺、暴盲等。

方解　方中银柴胡、菊花、蝉蜕、木贼清肝解郁，以清其热邪；白术、苍术、羌活、防风健脾燥湿，散风祛邪，使清阳之气升发于目；赤芍行血凉血，以助清肝解郁之力；女贞子、菟丝子、生地黄滋阴益肾，以防燥药伤其阴也。

按语　本方适用于肝经郁热、湿蕴于脾所致之视瞻昏渺、暴盲等，包括现代医学的中心性浆液性脉络膜视网膜病变、中心性渗出性脉络膜视网膜炎、大块渗出性视网膜炎、视网膜静脉周围炎、视网膜静脉阻塞、视盘血管炎、外伤性脉络膜破裂合并黄斑出血等疾病。《黄帝内经》说"木郁达之""湿者燥之"，故凡见情志不舒，肝失调达，湿邪留滞，清窍被蒙所致之眼病均可使用。

暴盲，症见玻璃体大量积血，或黄斑区出血，视力骤降时，加夏枯草、白茅根、大蓟、小蓟凉血止血；出血较久，可加活血化瘀之品，如三七粉、牡丹皮、丹参等；有热象者加炒栀子、黄芩、槐花等以清热凉血止血。

视瞻昏渺，症见眼底有水肿、渗出时，加茯苓、车前子以利水明目；视力增加缓慢而无口渴现象时，可倍加苍术、白术，最大量可用至30g；大便燥结者，加番泻叶；孕妇去赤芍，加当归、白芍。

＜ 散风除湿活血汤 ＞

来源　《中医眼科临床实践》

组成　羌活　独活　防风　当归　川芎　赤芍　鸡血藤　前胡　苍术　白术　忍冬藤　红花　枳壳　甘草

功能　散风燥湿，活血通络。

主治　适用于风湿之邪客于白睛引起之巩膜炎，兼有四肢关节浮肿疼痛，脉浮缓者。

方解　方中羌活、独活、防风、前胡诸药散风除湿；苍术、白术健脾祛湿；枳壳、甘草理气和胃；当归、川芎、赤芍、红花活血祛瘀，以缓解目赤；鸡血藤养血，忍冬藤清热，两药尚有通络作用，以治关节浮肿疼痛。全方共奏散风燥湿，活血通络之功。

按语　巩膜炎即中医眼科之火疳，多由肺经实火上攻白睛所致，但也有因风湿热邪阻滞经络，导致肺气失宣而成者。本方所治即属后一种类型，其辨证要点除眼部表现外，尚有四肢关节浮肿疼痛，故方中加入通络之品。若有大便燥结，可加番泻叶9g；胃纳欠佳，加吴茱萸、麦芽、焦神曲、山楂各9g；心悸气短，加党参、黄芪各9g。若口苦口干，热邪火毒较重者则非本方所宜。

第三章

活血利水法在眼科的临床应用

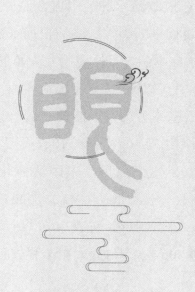

第一节

活血利水法治疗眼外伤

一、眼睑挫伤

眼睑挫伤是眼外伤中最常见的一种损伤，是急诊眼科临床的常见病。因钝性物体如球类、拳头、棍棒、土块、砖头、石头等击伤眼部，或跌仆伤眼，或高压液体、气体冲击眼部所致。因眼睑皮肤薄而松弛，血液循环丰富，易造成眼睑水肿、出血、血肿；重者合并眼睑裂伤、泪小管断裂、内外眦韧带断裂等。我们根据水血同治的原则，在临床上采用活血利水法治疗本病，具体使用方法如下。

眼睑挫伤初期（3天以内），采用凉血止血、活血利水法，用经验方蒲田四物汤加减。基本方为：炒蒲黄10g，田三七粉3g（冲兑），生地黄20g，当归12g，川芎10g，赤芍10g，牡丹皮10g，茯苓30g，白茅根20g，车前子20g。3天以后，采用活血化瘀、利水消肿法，用桃红四物汤合四苓散（五苓散去桂枝）加减治疗，基本方为：生地黄15g，当归尾12g，桃仁10g，赤芍10g，川芎10g，白术10g，桔梗10g，红花6g，茯苓30g，泽泻15g，白茅根20g，车前子20g（布包）。

每日1剂，水煎，分2次服。

因为眼睑挫伤属于中医学"撞击伤目""目衄"等眼病的范畴，是外伤后损伤胞睑中的脉络，脉破血溢于睑内所致。中医学认为外伤是产生瘀血的重要原因之一。如《灵枢·贼风》曰："若有所堕坠，恶血留内而不去……则血气凝结。"眼部的任何外伤，如钝挫伤、锐器伤或手术创伤，均可出现不同程度的瘀血表现。中医学认为，血与水在生理上相互倚伏、互相维系，在病理上可相互影响。《金匮要略》说："经为血，血不利则为水。"指出了血与水的病理因果关系。唐容川《血证论》则根据"血积既久，其水乃成""水虚则精血竭"的病理基础，强调了"血病而不离乎水""水病而不离乎血"的病理关系。明确指出："病血者，未不病水；病水者，亦未尝不病血也。""失血家往往水肿，瘀血化水，亦发水肿，是血病而兼水也。"因此，在治疗用药上血与水可以同治。眼睑挫伤后，睑内不仅有瘀血，还有渗出肿胀，因此，在本病的治疗中，我们应遵循眼科血水同治的原则[1-4]，以活血利水为治疗大法，不仅要活血化瘀，同时还应利水消肿。因为通过活血，既可以疏通经脉，使津液能正常运行，同时通过活血亦可起到利水的作用；但为了促进眼睑瘀血肿胀的早日消退，临床还需加用有利水作用的药物，如茯苓、车前子、泽泻、白术等。另外，我们在长期临床中发现，在治疗外伤疾病时，加用桔梗等理气药，对促进病变的早日修复有一定的作用。故我们对因外伤而致的本病初期（3天以内），以凉血止血、活血利水为主，常用自拟经验方蒲田四物汤[5]加减治疗；3天以后用桃红四物汤活血祛瘀以治其本（外伤血瘀），四苓散利水消肿以治其标（眼睑肿胀），加桔梗理气以促进病变的早日修复。经临床实践证明，采用活血利水法治疗本病，较传统的用活血化瘀法进行治疗，可收到更好的临床疗效。

参考文献

[1] 彭清华，刘红娟，黄东湘. 水血同治的理论在眼科应用 [J]. 辽宁中医杂志，1993，20（2）：11-12.

[2] 彭清华. 眼科水血同治论 [J]. 江西中医药，1994，25：9-11.

[3] 彭清华. 水血同治眼科疾病 [J]. 中医杂志，1995，36（10）：632-633.

[4] 彭清华. 眼科活血利水法的基础研究 [J]. 湖南中医药大学学报，2009，29（5）：14-18.

[5] 彭清华. 中西医结合治疗中重度眼睑挫伤46例 [J]. 浙江中医杂志，1991，26（11）：499.

二、外伤性前房积血

眼球损伤后虹膜血管渗透性增加或由于血管破裂出血，血液积聚在前房称外伤性前房积血。外伤性前房积血多见于眼球挫伤，是一种常见的并发症，轻者可以自愈，多数可在6天左右完全吸收，视力恢复，但大量出血或反复继发性前房积血、继发青光眼及角膜血染者可以致盲。

外伤性前房积血的病因为眼部外伤，眼部受到外伤后，导致的眼内血管损伤、渗血，钝挫伤或穿通伤均可导致眼球外伤性前房积血。

其主要病因：前房积血可见于钝挫伤或穿通伤，少量前房积血来自血管损伤后渗血，较多积血常为虹膜小动脉破裂出血，大量积血常为虹膜大环或睫状体的前睫状血管破裂所致。致伤原因多种多样，如拳击、石块或棍棒击伤等。玩耍可能是儿童致伤的主要原因，运动中受伤占外伤性前房积血的60%。

外伤性前房积血多见于年轻活跃男性，男女比例接近3∶1。总体而言，出现再次出血、眼内压不可控制或角膜血染的风险随出血量增加而增大。

患者可有眼痛、畏光、流泪、视力下降甚至一过性视力丧失等。肉眼可见前房积血、血凝块或两者兼有，完全性前房积血（100%）可呈黑色或红色。积血呈黑色时，称为"黑球"性前房积血；呈红色时，血细胞可逐渐向下方沉积，不能形成100%前房积血。可出现继发性青光眼、角膜血染、眼部慢性炎症等并发症。

我们在治疗本病时，对外伤性前房积血初期（3天以内），采用凉血止血、活血利水法，用经验方蒲田四物汤加减。基本方为：炒蒲黄10g，田三七粉3g，生地黄20g，当归12g，川芎10g，赤芍10g，牡丹皮10g，茯苓30g，白茅根20g，车前子20g。每日1剂，水煎，分2次服。3天以后，采用活血化瘀、利水明目法，用桃红四物汤合四苓散加减治疗，基本方为：生地黄15g，当归尾12g，桃仁、赤芍、川芎、白术、桔梗各10g，红花6g，茯苓30g，泽泻15g，车前子20g（布包）。每日1剂，水煎，分2次服。疗程12天。

用药加减：外伤初期可加防风、藁本、柴胡祛风明目；血色暗红者，加生蒲黄、丹参活血化瘀；眼球胀痛、刺痛明显者，加香附、郁金理气止痛。

西药辅助治疗：口服维生素C 0.1g，每天3次；外伤出血早期口服维生素K_3 4mg，每天3次。

讨论：

外伤性前房积血属于中医学"血灌瞳神""目衄"等眼病的范畴，乃因外伤后损伤目中脉络，脉破血溢，灌于瞳神（前房）所致。中医学认为外伤是产生瘀血的重要原因之一，因此，在治疗用药上血与水可以同治。前房是房水流出的重要通道，是维持正常眼内压的重要组织，血液积于前房，必然影响房水的正常流出，导致房水瘀积于眼内。因此，在本病的治疗中，我们应遵循眼科血水同治的原则[1-4]，以活血利水为治疗大法，不仅要活血化瘀，同时还应利水明目。因为通过活血，既可以疏通经脉，使津液能正常运行，同时通过活血亦可起到利水的作用；但为了促进前房积血与房水瘀积的早日消退，临床还需加用有利水作用的药物，如茯苓、车前子、泽泻、白术等。另外，我们在长期临床中发现，在治疗外伤疾病时，加用桔梗等理气药，对促进病变的早日修复有一定的作用。故我们对因外伤而致的本病用桃红四物汤活血祛瘀以治其本（外伤血瘀），四苓散利水消肿以治其标（房水瘀积），加桔梗理气以促进病变的早日修复。外伤性前房积血初期（3天以内），不可过用活血祛瘀药，而应以凉血止血、活血利水为主，我们在临床上常用自拟经验方蒲田四物汤加减治疗；对于前房积血日久不吸收者，则以瘀血留内为主，治宜重用活血化瘀药，加用利水明目及理气活血药，以促进积血的早日吸收。

三、视网膜震荡伤

视网膜震荡是指在挫伤后，后极部出现的一过性视网膜水肿，视网膜颜色变白，视力下降。受打击部分传送的冲击波损伤外层视网膜，色素上皮受损，屏障功能破坏，细胞外水肿，使视网膜混浊，视力可下降至0.1。一些病例在3～4周水肿消退后，视力恢复较好。

采用活血化瘀、利水明目法，用桃红四物汤合四苓散加减治疗，基本方为：生地黄15g，当归尾12g，桃仁、赤芍、川芎、白术、桔梗各10g，红花6g，茯苓30g，泽泻15g，车前子20g（布包）。每日1剂，水煎，分2次服。

用药加减：外伤初期可加防风、藁本、柴胡祛风明目；合并视网膜下出血、血色鲜红者，加白茅根、三七粉凉血止血；血色暗红者，加生蒲黄、丹参活血化瘀；眼球胀痛、刺痛明显者，加香附、郁金理气止痛。

典型病例：

患者刘某，男，17岁，学生。因右眼被泥块击伤，视力下降3天，于2006年10月6日就诊。查视力：右眼0.1，左眼1.5。右外眼无明显异常，眼底可见黄斑周围水肿呈放射状反光，中心凹反光消失。诊断为右眼视网膜震荡伤。治以活血化瘀、利水明目法，方用桃红四物汤合四苓散加减：生地黄15g，当归尾12g，桃仁、赤芍、川芎、白术、桔梗各10g，茯苓30g，泽泻、车前子（布包）各15g，红花、甘草各6g，每日1剂。服3剂后，视力上升至0.3。继服5剂，视力上升至1.5，黄斑部渗出物全部吸收，中心凹反光可见，病情痊愈。

讨论：

视网膜震荡伤属中医学"撞击伤目""暴盲"等眼病范畴。乃因外伤后脉络阻滞，气血运行不畅，津液不能正常输布而溢于眼内所致。中医学认为，血与水在生理上相互倚伏、互相维系，在病理上可相互影响。我们遵循眼科水血同治的原则[4]，在本病的治疗中以活血利水为治疗大法，活血以治其本（外伤血瘀），利水以治其标（视网膜水肿）。因为通过活血，既可以疏通经脉，使津液能正常运行，同时通过活血亦可起到利水消肿的作用；但为了促进水肿的早日消退，临床还需加用有利水消肿作用的药物，如茯苓、车前子、白术等。

四、内眼术后之角膜水肿

角膜水肿是眼部各种显微手术后最常见的并发症，尤其是随着超声乳化手术、玻璃体切割手术、角膜准分子激光手术以及各种抗青光眼手术的开展，角膜水肿成为眼科显微手术后不容忽视的并发症之一。有资料显示，角膜水肿是白内障术后常见并发症，发生率约为4%～7%[1]，亦有资料显示：年龄越大，白内障超声乳化术后角膜水肿发生率就越高，60岁以下患者角膜水肿发生率仅为10.3％，而80岁以上则高达75%[2]。临床上对于角膜水肿的分级主要沿用谢立信等角膜水肿分级标准：0级为角膜透明无水肿；1级为角膜局限性薄雾状水肿，角膜内皮面光滑，虹膜纹理尚清晰可见；2级为角膜浅灰色水肿，角膜内皮面粗糙，虹膜纹理模糊；3级为角膜弥漫性灰白色水肿，角膜内皮面呈龟裂状，虹膜纹理视不清；4级为角膜乳白色水肿，眼内结构视不清。1级和2级角膜水肿可在1周内消退，3级以上的角膜内皮细胞有失代偿而不能恢复透明的风险[3]。诱发角膜水肿的危险因素主要有：年龄、机械刺激、眼内灌注液及充填物的毒性、术后高眼压、全身因素和局部因素。糖尿病患者更容易发生内眼术后角膜水肿；既往有角膜炎、青光眼、葡萄膜炎、沙眼、干眼症病史者也更容易诱发术后角膜水肿。

内眼手术后角膜水肿中医病理机制。本病可归属中医学"黑睛疾病""真睛破损"等范畴。眼部手术过程本身是一个人为眼外伤的过程。眼目的功能以气血为本，目受血而能视，气和则目明。眼部手术必然会使目内组织损伤，气血受损，从而因卫气衰惫，腠理失密，卫外功能失司，而致风热邪毒乘虚而入，阻遏气机，气机不畅则脉络瘀阻，气血运行失常，组织功能紊乱，代谢障碍，血瘀则津液不行，水液滞留而渗于黑睛，导致角膜水肿。故内眼术后角膜水肿的根本病理机制为"脉络受损，血瘀水停"。关于血瘀水液停滞病，唐容川在《血证论》中说："血积既久，其水乃成。""水虚则精血竭。"甚至提出："病血者，未尝不病水；病水者，亦未尝不病血也。""失血家往往水肿，瘀血化水，亦发水肿，是血病而兼水也。"

　　故对于内眼手术后角膜水肿的治疗应遵循"活血利水"为要，早期兼顾祛风清热、消肿明目之法。选方多用《原机启微》除风益损汤（熟地黄、当归、川芎、赤芍、藁本、前胡、防风）或《审视瑶函》归芍红花散（当归、大黄、栀子、黄芩、红花、赤芍、甘草、白芷、防风、生地黄、连翘）加减；配以车前子、泽泻、茯苓、猪苓、益母草、红花、泽兰、牛膝、瞿麦等利水消肿之品。对于顽固性角膜水肿，迁延日久水肿不退、手术时间较长、术中出血过多或糖尿病患者，当在活血利水基础上，兼顾益气养阴、退翳明目之法。选方退翳明目汤加减，选用黄芪、党参、生地黄、熟地黄、枸杞子等益气养阴，谷精草、蝉蜕、木贼、秦皮、决明子、青葙子、密蒙花、夜明砂、蛇蜕等退翳明目。

　　活血利水法治疗手术后角膜水肿的临床报道较多，如用除风益损汤联合激素、高渗剂中西医结合治疗白内障超声乳化术后角膜水肿疗效均优于单纯西药治疗组[4-7]。杨芬等[8]用西药常规疗法配合中药五苓散加芍药补血汤治疗超声乳化白内障摘除术后角膜水肿，临床疗效治疗组优于单纯西药对照组。梁燕飞[9]运用中药桃红四物汤加减结合常规西药治疗，消除白内障术后并发症优良率达98.7%。另外具有活血利水、退翳明目功效的自拟方退翳汤[10]（川芎、菊花、蔓荆子、决明子、木贼、密蒙花、蝉蜕、茯苓、泽泻）、活血利水明目颗粒[11]（当归、生地黄、赤芍、白术、茯苓、猪苓、泽泻、防风、密蒙花各10g，蝉蜕、川芎各6g）、眼损Ⅰ号[1]（当归、茯苓、泽泻、车前子、荆芥、防风、柴胡、赤芍各10g）、和血明目汤[12][全当归15 g，白芍20g，川芎10g，续断15g，菟丝子15g，桃仁12 g，红花10g，防风10g，黄芪20g，茯苓10g，白术10g，三七粉10g（另包冲服）]、活血明目颗粒[13]也取得了良好的临床疗效。

在临床实践中，对围手术期患者的中医药治疗多采用活血利水之法。尤其对于各种眼部显微手术后角膜水肿的治疗，更是以活血利水法为加减治疗的基础。自拟祛风退翳汤（羌活、防风、白芷、川芎、谷精草、刺蒺藜、苏木、红花、生黄芪、地肤子、黄芩、柴胡）应用于近视LASEK手术后患者的治疗，结果发现：祛风退翳汤能促进LASEK术后角膜上皮修复，加速形成完整活性上皮瓣，减轻术后疼痛，消除角膜水肿，降低haze发生率。在除风益损汤基础上加减用药，制成祛风活血丸（熟地黄20g，当归15g，川芎6g，柴胡10g，黄芩10g，菊花10g，防风10g，鱼腥草20g），对Phaco+IOL术后90例患者（90只眼）前房炎性反应及修复术后泪膜功能等临床疗效进行了观察，研究表明：祛风活血丸对白内障术后前房炎性反应有较好的治疗作用，并能修复术后泪膜功能，减轻术后角膜水肿。其作用机制可能与调节机体免疫功能、增加血流量、改善微循环、加快眼部血液和房水循环有关。临床随机对照研究表明，除风益损汤加减配合常规基础治疗小切口非超声乳化白内障摘除术后角膜水肿，患者术后视力明显提高，疗效优于常规基础治疗组[14]。

综上所述，对于各种内眼术后角膜水肿的中医药治疗，要多考虑患者"血瘀水停"的病理机制，治疗上灵活应用活血利水之法，对于术后患者角膜水肿的消退、视力的提高、生活质量的改善都具有明显的临床意义。

参考文献

[1] 庞颖. 中医参与治疗白内障术后角膜水肿的研究 [J]. 内蒙古中医药，2015（2）：65-66.

[2] 李群英，李妍，曹兴伟，等. 中医参与治疗白内障术后角膜水肿的研究 [J]. 泸州医学院学报，2013（36）：473-476.

[3] 谢立信，姚瞻，黄玉森，等. 超声乳化白内障吸除术后角膜内皮细胞损伤和修复的研究 [J]. 中华眼科杂志，2004，40（2）：90.

[4] 刘金梅. 中药除风益损汤加减联合常规西药治疗超声乳化白内障吸除术后角膜水肿的疗效 [J]. 中医临床研究，2014，6（30）：75-76.

[5] 王志军，陈定峰，陈鹏. 除风益损汤联合高渗精治疗超声乳化白内障吸除术后角膜水肿30例 [J]. 新中医，2009，41（8）：90-91.

[6] 周爱娟. 中西医结合治疗超声乳化白内障吸除术后角膜水肿29例 [J]. 中国中医眼科杂志，2008，18（2）：99-101.

[7] 吴雪雁，郑宏飞. 超乳术后角膜水肿的中西医结合治疗 [J]. 浙江中医学院报，2000，24（4）：38-40.

[8] 杨芬，杨昆彤. 超声乳化白内障摘除术后角膜水肿中西医结合治疗观察 [J]. 云南中医学院学报，2002，25（3）：53-56.

[9] 梁燕飞. 桃红四物汤加减治疗白内障术后并发症980例 [J]. 河北中医，2001，23（3）：181-182.

[10] 陈梅，肖家翔. 联合中药内服外用治疗超声乳化白内障吸除术

后角膜水肿临床观察 [J]. 内蒙古中医，2014（24）：38-39.

[11] 李群英，曹兴伟，汪伟，等. 活血利水明目颗粒治疗超声乳化术后角膜水肿初步观察 [J]. 国际眼科杂志，2000，13（10）：2091-2093.

[12] 尹安坤. 自拟和血明目汤治疗超声乳化白内障吸除术后角膜水肿临床观察 [J]. 中医药临床杂志，2012，24（8）：749-750.

[13] 李群英，李妍，曹兴伟，等. 中医参与治疗白内障术后角膜水肿的研究 [J]. 泸州医学院学报，2013，36（5）：473-475.

[14] 黄光林，彭清华. 除风益损汤加味治疗小切口非超声乳化白内障摘除术后角膜水肿 [J]. 国际眼科杂志，2010，10（3）：588-589.

第二节

活血利水法治疗玻璃体积血

玻璃体积血是眼科临床的常见疑难病。它可由视网膜静脉周围炎、视网膜静脉栓塞、糖尿病性视网膜病变、高血压动脉硬化性视网膜病变、眼外伤、内眼手术后、视网膜裂孔等许多疾病引起，致盲率高。根据其临床表现，属于祖国医学暴盲、血灌瞳神、目衄、云雾移睛等眼病的范畴。我们用养阴活血利水法（药用：生蒲黄20g，白茅根30g，益母草20g，汉防己、木贼各15g，酒大黄、地龙各10g，墨旱莲15g，玄参20g，泽泻15g，猪苓20g，田三七3g，水煎，每日1剂，分2次温服）及其医院内制剂散血明目片治疗玻璃体积血，疗效满意。

1.治疗方法

玻璃体积血的早期，表现为阴虚火旺证，症见头晕耳鸣，视力渐降或锐减，失眠多梦，口干颧红，手足心热，玻璃体积血（多由视网膜静脉周围炎引起），舌尖红少苔，脉细数。治宜滋阴降火，凉血止血。用知柏地黄丸加减：知母、黄柏、生地黄、熟地黄、茯苓、牡丹皮、泽泻、山茱萸、墨旱莲、女贞子、白茅根、侧柏炭、柴胡、生炒蒲黄。阴虚阳亢者，加石决明、钩藤、白芍等平肝潜阳，或改用天麻钩藤饮加减。气滞血瘀证，症见视力急骤下降，头晕眼胀，玻璃体积血（多由外伤或视网膜中央静脉栓塞引起），舌有瘀点瘀斑，脉弦涩。治宜活血祛瘀，止血明目。方用桃红四物汤合逍遥散，或血府逐瘀汤，或除风益损汤加减。药用：桃仁、红花、柴胡、川芎、赤芍、生地黄、茯苓、桔梗、丹参、蒲黄、三七粉、牛膝。若为外伤引起者，则宜加当归、防风、羌活等祛风活血。血热血瘀型证，症见视力下降，颜面红赤，烦燥易怒，口渴咽干，便结溲黄，玻璃体积血（多由视网膜膜静脉周围炎、视网膜中央静脉栓塞等引起），舌红苔黄，脉弦或弦数。治宜清热凉血，化瘀止血。方用宁血汤，或丹栀逍遥散加减：生地黄、牡丹皮、柴胡、栀子、茯苓、白茅根、墨旱莲、赤芍、当归、仙鹤草、三七粉、生炒蒲黄。

玻璃体积血的中、后期，多表现为气滞血瘀证或水血互结证，尤以水血互结证居多，症见视力下降，玻璃体积血日久不吸收，眼内干涩，口干，舌暗或见瘀点，脉细涩。治宜养阴增液，活血利水，水血同治。方用猪苓散合生蒲黄汤加减：生地黄、茯苓、猪苓、车前子、萹蓄、麦冬、墨旱莲、当归、生炒蒲黄、三七粉、枳壳、丹参、赤芍、白茅根。

2.病案举例

王某，男，33岁。工人。1987年12月17日入院，住院号48218。患者入院时诊断为陈旧性视网膜炎（右），玻璃体混浊（右），经用滋阴补肾明目法，服桑椹地黄汤加减治疗近1月后，右眼视力由0.2上升至0.5。1988年1月16日突发右眼视物不见，查视力指数/20cm。诊断为视网膜静脉周围炎（右），玻璃体积血（右）。采用清心宁神、凉血止血法，服药20余剂，视力无明显提高，仍眼前有黑影，睡眠不佳，右眼视力指数/60cm，玻璃体内大片积血，视网膜上布满血块，舌红，脉细。此为病情日久，水血互结。改用养阴增液、活血利水法。用猪苓散加减：生地黄、茯苓、墨旱莲各30g，首乌藤20g，当归、白芍、猪苓、车前子、白茅根、栀子、萹蓄、生蒲黄、丹参、枳壳各10g。服5剂后，视力好转。再服10剂，视力上升至0.6，玻璃体积血大部分吸收。原方去白茅根、萹蓄，加海藻、牡蛎各15g。服5剂后，双眼戴镜视力1.2，右眼屈光间质清，视网膜静脉稍充盈，未见明显白鞘，网膜无出血及机化物，痊愈出院。

3.讨论与体会

玻璃体积血，属于中医学中的瞳神疾病。《审视瑶函》曰："五轮之中，四轮不能视物，惟瞳神乃照物者。""惟此一点，独照鉴视，空阔无穷者，是曰瞳神，此水轮也。"故瞳神患病，可造成视力严重减退，甚至失明。本病病因复杂，不仅因为瞳神属肾，肝肾同源，若肾阴虚，虚火上炎，灼伤脉络，血溢脉外，注入神膏可致本病。而且肝气郁结，气滞血瘀，脉络阻滞，血运不畅，破脉而出，溢于神膏；或肝郁日久化热，或外邪入里化热，迫血妄行，血溢神膏；或肾水不足，水不涵木，肝阳上亢，血不循经，破脉而溢于神膏；或外伤后损伤脉络，血破脉而出，溢于神膏等均可导致本病的发生。尽管玻璃体积血的病因比较复杂，但对于病程较长的患者，我们经多年的临床观察认为其病理特点主要是水血互结，治疗宜养阴活血利水。因而选用生蒲黄、白茅根、酒大黄、地龙凉血活血；益母草活血利水；汉防己、猪苓、泽泻、木贼利水明目；三七活血止血；墨旱莲、玄参养阴增液。

　　为什么治疗较陈旧的玻璃体积血，在活血利水的同时，又要养阴增液？《审视瑶函》在阐述云雾移睛（玻璃体混浊）的治疗时说："物秽当洗，镜暗须磨，脂膏之釜，不经涤洗，焉能洁净？"中医学认为，离经之血即是瘀，积血对于正常生理状态下清澈透明的玻璃体而言，即是污秽之物，也当涤洗。也就是说，玻璃体积血就好比洁白的衣服沾上了污秽，要洗涤干净污秽就必须先用水浸泡一样，本来透明的玻璃体现被积血"沾污"了，那么就要在用墨旱莲、玄参等养阴增液之品稀释其血液的同时，再用活血利水之药将其积血"洗去"。因而养阴活血利水法可共同促进玻璃体积血的吸收。

　　曾明葵曾报道用养阴活血利水法治疗玻璃体积血15例，基本方为生地黄30g，阿胶15g（烊化）、墨旱莲30g，玄参20g，栀子10g，丹参30g，益母草20g，生蒲黄20g，三七粉3g（兑服）、猪苓12g，茯苓20g，车前子12g，泽泻12g，每日1剂，水煎，分2次温服。外伤积血者，去阿胶、玄参，加蒺藜、密蒙花、川芎、防风；视网膜静脉周围炎者，加白及、白蔹；视网膜静脉阻塞者，加地龙、川芎、葛根；视网膜血管炎者，加金银花、连翘、白及；失眠多梦者，加首乌藤、石决明、牡蛎；病久机化者，加昆布、海藻、枳壳、桔梗；脾虚纳呆者，去阿胶、玄参，加神曲、白术、陈皮；肾虚腰酸耳鸣者，加枸杞子、菟丝子、楮实子；血脂偏高者，加首乌藤、山楂。结果积血全部吸收者6例，部分吸收者9例[1]。

参考文献

[1] 曾明葵. 养阴活血利水法治疗玻璃体积血15例 [J]. 中国中医眼科杂志，1992，2（4）：233-234.

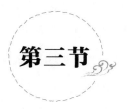

第三节

活血利水法治疗青光眼

一、慢性高眼压

慢性高眼压是眼科临床的常见症状，它是开角型青光眼、慢性闭角型青光眼的主要临床表现，急性闭角型青光眼、慢性闭角型青光眼患者手术后亦有部分出现眼压回升而呈慢性高眼压状态。如何对一些不愿意手术，或因全身情况不能手术以及术后产生了慢性高眼压的患者进行有效的治疗，以避免患者受2次、3次手术之痛苦，是目前眼科界面临的棘手问题。我们在临床上采用活血利水的方法治疗慢性高眼压患者，现举例如下。

例1.开角型青光眼

刘某，男，24岁，农民，因双眼经常胀痛2年余，发现视物范围变窄4个月而就诊。查视力：右0.4，左0.5。双眼球结膜轻度充血，角膜透明，前房深浅正常，房角开放，虹膜纹理清，瞳孔约4mm大小，对光反射可。自然瞳孔下查眼底：可见双眼视乳头色苍白，杯深，C/D=0.8～0.9，血管呈屈膝状爬出。测眼压：右32mmHg，左30mmHg。视野：双眼20°～30°。诊断为双眼开角型青光眼。嘱局部滴用0.25%噻吗心安眼水，日2次。3个月后自觉症状无明显减轻，眼压一直波动在28～34mmHg，劝其手术，患者畏惧失明而坚决拒绝。遂采用活血利水法。药用茯苓30g，生地黄20g，车前子20g，益母草20g，地龙15g，赤芍20g，红花8g。每日1剂，分2次服，配合服用A.T.P.和维生素B_1。半月以后，患者自觉症状明显减轻，测眼压：右24mmHg，左22mmHg。继服1个月，眼压双眼20mmHg，视力右0.7，左0.8；视野扩大5°～10°。嘱患者继服原方一个半月，随访半年，眼压一直控制在正常范围内，视功能维持右眼0.7，左眼0.8。

例2.慢性闭角型青光眼

陈某，女，47岁。因右眼反复胀痛，伴眉骨痛3个月，曾在省人民医院诊断为"右眼慢性闭角型青光眼"，建议其手术，患者畏惧而来我院要求服中药治疗。查视力：右0.4，左1.0。右眼前部轻度混合充血，角膜后色素性KP，Tyndall氏征（-），前房浅，周边前房约1/3CK，房角关闭，虹膜膨隆，瞳孔散大约5mm，对光反射迟钝，眼底检查可见视神经乳头C/D=0.7，血管呈屈膝状爬出。左眼前房浅，周边前房约1/2CK，虹膜膨隆，瞳孔约4mm大小，眼底视神经乳头C/D=0.5。测眼压：右37mmHg，左21mmHg；视野：右眼周边缩小，左眼旁中心暗区。诊断：双眼慢性闭角型青光眼（虹膜膨隆型）。劝其手术后再服中药，但患者仍不愿手术。遂采用活血利水法。药用茯苓30g，车前子20g，泽泻10g，丹参20g，红花6g，地龙10g，益母草20g，生地黄20g，甘草5g。每日1剂，配合口服A.T.P和维生素B_1。服12剂后，测眼压右28mmHg，左19mmHg。继服半月，眼压右20mmHg，左19mmHg；视力右0.7，左1.0。嘱继服原方1个月。8个月后复查，患者眼压仍控制在正常范围内，视力维持。

例3.急性闭角型青光眼术后眼压回升

李某，男，60岁，干部。因右眼急性闭角型青光眼于1991年7月18日在某医院行右眼青光眼小梁切除术、左眼虹膜周边激光打孔术。术后半月，右眼眼压开始回升，经局部滴用1%匹罗卡品、0.25%噻吗心安，口服醋唑磺胺治疗1个月，右眼眼压未能控制，该院建议其行再次手术，患者不愿意接受而求诊于我院。查视力：右0.15，左1.0。眼压：右36mmHg，左17mmHg。右眼结膜充血，滤过泡平坦，角膜透明，前房浅，11点方位虹膜周切口可见，虹膜节段萎缩，瞳孔与晶体后粘连，晶状体前囊可见青光眼斑。眼底见视乳头C/D=0.5，杯深，血管偏向鼻侧。诊断同前。予以活血利水法。药用茯苓30g，车前子20g，泽泻10g，丹参20g，地龙15g，红花6g，生地黄20g，防风10g，柴胡10g，甘草5g。每日1剂，分2次温服。服15剂后，右眼视力0.2，眼压控制到21mmHg。继服上方加黄芪30g，服15剂，右眼视力提高到0.4，眼底19mmHg。随访1年2个月，眼压未回升，视力稳定。

讨论：

活血利水法是根据中医"水血同治"而制定的治疗方法，近年来有人应用此法治疗内科一些疑难病症取得了较好的临床疗效，但在眼科应用此法的报道极少见。现代医学认为，青光眼的临床特征为眼压升高，压迫视神经乳头，致视神经缺血缺氧，进而引起视力下降、视野缺损等视功能损害。现代研究亦发现，青光眼患者多存在眼血液循环障碍、房水流出障碍、血液流变性减慢、血管紧张素增高、视神经乳头缺血缺氧等改变，这些改变与中医认为水血同病、血瘀水停的观点相一致。故我们根据多年的临床实践，提出慢性高眼压的产生机制为血脉瘀滞，玄府不通，神水瘀积。因而提出治疗慢性高眼压可采用活血利水的方法。因为活血可以加速眼局部血液循环，提高视神经的耐缺氧、抗损伤作用；活血药不仅可以化瘀，还可利水，但其利水作用不强，活血药与利水药的配合使用，可以加速房水循环，降低眼内压，从而减轻其对视神经的压迫作用。另外，对于青光眼手术后患者，活血利水法还可加速手术伤口的愈合，减少术后瘢痕的形成，维持其正常的滤过功能，从而治疗和预防术后慢性高眼压的产生。经临床实践证明，活血利水法确实可治疗慢性高眼压，并可预防青光眼术后慢性高眼压的产生。不过，临床应用活血利水法治疗慢性高眼压患者时，亦应加减用药。如伴有继发性视神经萎缩（视乳头苍白）者，可加生地黄、枸杞子、墨旱莲等补养阴血之品；伴有虹膜炎症者，可加柴胡、防风等祛风清热药；青光眼手术后患者，可加用黄芪、生地黄以益气养阴等。

二、开角型青光眼

开角型青光眼，以眼压持续慢性增高、宽房角、视神经乳头苍白、视力逐渐下降、视野逐渐缩窄为特征。西医对此病无特殊疗法，是否手术治疗的问题在国内外同行亦无公认的观点，因而治疗颇为棘手。我们自 1990 年以来，根据眼科也应"水血同治"的观点，采用活血利水法治疗本病，取效较好。常用药物：地龙 12g，红花 10g，川芎 10g，赤芍 15g，茯苓 30g，益母草、车前子各 20g，每日 1 剂，分 2 次温服。处方时可根据患者伴随症状加减用药，常加柴胡 10g、郁金 10g 疏肝解郁；加石菖蒲 10 ～ 15g 开窍明目；加五味子 10g 收敛瞳神。剂量也可根据患者体质、年龄、病情等情况而适当增减。

开角型青光眼，中医称为"青风内障"。认为其病因系忧愁忿怒、肝郁气滞；或脾湿生痰，痰郁化火；或竭思劳神，真阴暗耗等导致气血失和，脉络不利，神水瘀滞，而酿成本病[1]。笔者根据多年的临床实践，认为本病不论其诱因如何，均以脉络瘀滞、玄府闭塞、神水瘀积为病机特点。现代研究也表明，开角型青光眼患者多存在眼血液动力学障碍，血液流变性减慢、血管紧张素 I 增高、房水流出障碍而瘀积于眼内等病理改变[2-5]，这与中医"血瘀水停"的观点相一致。因此，我们提出治疗开角型青光眼宜采用活血利水法。临床常选用地龙、红花、赤芍活血祛瘀通络，以开通目中玄府；用茯苓、车前子利水明目；益母草既能活血，又能利水。因为活血药能疏通目中瘀滞之脉络，不仅可化瘀，还可利水，但其利水作用不强。活血药与利水药的配合使用，既可加快眼局部的血液循环，增加眼局部及视神经的血液供应，以减轻视神经的缺血，增加视神经的营养；又可加快房水循环，从而降低眼压。经多年临床实践证明，活血利水法确能降低开角型青光眼患者的眼压，提高其视功能，以延缓其失明的时间。

参考文献

[1] 廖品正. 中医眼科学 [M]. 上海：上海科学技术出版社，1986：108.

[2] 葛坚，周文炳，诸建初，等. 青光眼视功能损害与血液流变学、眼血流图及其他诸影响因素相互关系的研究 [J]. 中华眼科杂志，1992，28（4）：195-198.

[3] 吕世荣，王桂荣，佟琪，等. 原发性开角型青光眼的血液流变学测定 [J]. 眼科研究，1992（4）：257-259.

[4] 李钟秀，史蕙苓，陈程，等. 原发性青光眼血浆血管紧张素 II 测定的初步报告 [J]. 眼科研究，1993（1）：38-39.

[5] 李国彦. 青光眼的诊断治疗 [M]. 武汉：湖北科学技术出版社，1990：34-85.

三、抗青光眼手术后

青光眼属中医"绿风内障""青风内障"等病范畴，是眼科临床的常见病和多发病，对视功能损害大，一经确诊，多需手术治疗。但如何提高抗青光眼手术后患者的视功能和预防其术后眼压的升高，目前仍无有效的治疗方法。中医学认为青光眼的病因病机为各种原因导致气血失和，经脉不利，目中玄府闭塞，神水瘀积[1]。现代研究发现，青光眼患者多存在眼血液动力学障碍、房水循环受阻、血液流变性异常、血管紧张素增高、视盘（视神经乳头）缺血缺氧等改变，不仅具有中医学所认识的神水瘀积的病理，而且还具备血瘀特征，故其综合病理应为血瘀水停。根据青光眼及其手术后的临床表现，我们经多年的临床观察，认为其术后的病理机制应为手术后气虚血瘀，脉络阻滞，目系失养，玄府闭塞，神水瘀积。治疗宜采用益气养阴、活血利水的方法，用补阳还五汤加减。常用药物为：黄芪30g、生地黄15g、枸杞子15g、地龙10g、红花10g、赤芍10g、茯苓15g、白术10g、车前子20～30g。并据此制成了医院内制剂青光安颗粒剂，每包6g，每克含生药3g，每次6g，每天3次，应用于闭角型及开角型青光眼行抗青光眼手术后的患者，以助其视功能的提高。

方中用黄芪益气，又能利水消肿；生地黄、枸杞子滋养阴血；地龙、红花、赤芍活血祛瘀；茯苓、车前子、白术利水明目。因为益气既有利于手术伤口的早日愈合，又能提高视神经的耐缺氧、抗损伤功能；养阴药能增加眼局部包括视神经的濡养；活血药能促进术后组织的修复，减少手术后伤口瘢痕的形成。另外，活血药不仅可祛瘀通络，还可利水。活血药与利水药配合使用，既可加快眼局部的血液循环，增加视神经、视网膜的营养，又可加快房水循环，以维持其正常的滤过功能，从而降低眼压，有利于预防青光眼术后高眼压的产生。

我们曾对原发性闭角型及开角型青光眼患者的内皮素、眼血流动力学、血液流变学、血栓素和前列环腺素、眼底荧光血管造影等指标进行检测，发现其内皮素水平升高、血流动力学障碍、血液流变性异常、血管内皮细胞受损、血小板聚集性增强、血液呈现高凝状态的血瘀病理[2]。国内外亦有人对开角型青光眼的发病机制进行研究，发现其眼血液动力学障碍、血液流变性减慢、血管紧张素Ⅱ增高、房水流出障碍而瘀积于眼内等病理改变[3-5]，均符合中医"血瘀水停"的病理机制。虽然目前一般认为，闭角型青光眼一经确诊，就必须手术治疗。但青光眼手术本身并不能提高其视功能，甚至有时还会因手术的创伤，降低其视功能，且有一部分患者手术后眼压又回升而呈慢性高眼压状态，进一步损害视功能。西医学对此尚缺少有效的治疗方法。中医学对此的治疗亦主要是减轻青光眼术后的炎症反应，并无提高其术后视功能的有效方法和药物。

对于青光眼手术后的病理改变，我们认为：青光眼患者均存在玄府闭塞、神水瘀积的病理，手术后这种病理改变并不会很快消失。患者视神经乳头颜色变淡或变苍白，乃气阴两虚，脉络不利，目系失养所致。而青光眼手术后更加重其气、阴、血亏虚。手术也是一种创伤，术后脉络受损，必然存在瘀血阻滞的病理。因此，青光眼术后患者的病理综合为气阴两虚，脉络瘀滞，玄府闭塞，神水瘀积。故提出活血利水、益气养阴的继续治疗方法，药用黄芪、生地黄、枸杞子、地龙、赤芍、红花、茯苓、车前子、白术等药。经临床观察表明，活血利水、益气养阴药物有提高青光眼手术后患者视功能，预防术后眼压回升等作用，我们经6～20个月的远期疗效观察，亦证明其疗效是确切的。

参考文献

[1] 李国彦，魏厚仁.青光眼的诊断治疗 [M].武汉：湖北科学技术出版社，1990：24-85.

[2] 彭清华，罗萍，李传课，等.原发性闭角型青光眼患者血液流变学和血液中血栓素前列腺素的改变 [J].中国中医眼科杂志，1996，6（2）：80-83.

[3] 葛坚，周文炳，诸建初，等.青光眼视功能损害与血液流变学、眼血流图及其他诸影响因素相互关系的研究[J].中华眼科杂志，1992（4）：195-197.

[4] 吕世荣，王桂荣，佟琪，等.原发性开角型青光眼的血液流变学测定[J].眼科研究，1992（4）：257-259.

[5] 李钟秀，史蕙苓，陈程，等.原发性青光眼血浆血管紧张素Ⅱ测定的初步报告[J].眼科研究，1993（1）：38-39.

四、外伤性前房积血继发青光眼

外伤性前房积血并继发性青光眼是眼科临床的急重症，对视功能损害严重，预后较差。我们根据中医眼科血水同治的原则，以活血利水法为主治疗本病，取得了较好的临床疗效。

1.治疗方法

采用活血化瘀、利水明目法，方用桃红四物汤合五苓散加减。药用：生地黄15g，当归尾12g，赤芍15g，川芎、地龙各10g，红花6g，茯苓30g，猪苓、车前子各20g，白术10g等。每日1剂，水煎，分2次服。疗程7～15天。

用药加减：外伤初期均可加防风、藁本、柴胡祛风明目；血色暗红者，加生蒲黄、丹参活血化瘀；眼球胀痛、刺痛明显者，加香附、郁金理气止痛。

西药辅助治疗：口服维生素C 0.1g，每日3次，时间1～2周；外伤出血早期口服维生素K_3 4mg，每日3次，用药3～5天。并配合用50%葡萄糖40～60mL静脉推注，每日1次，时间1～2周；眼部胀痛等自觉症状严重时，还配合静脉滴注20%甘露醇250 ～ 500mL，每日1次，用药3 ～ 5天。

2.讨论

外伤性前房积血属于中医学"撞击伤目""血灌瞳神""目衄"等眼病的范畴，乃因外伤后损伤目中脉络，脉破血溢，灌于瞳神（前房）所致。外伤性前房积血若治不及时，积血则久不吸收，堵塞前房及房角，影响房水循环，会导致房水瘀积，眼内压升高，从而产生继发性青光眼。中医学认为外伤是产生瘀血的重要原因之一。如《灵枢·贼风》云："若有所堕坠，恶血留内而不去……则血气凝结。"眼部的任何外伤，如钝挫伤、锐气伤或手术创伤，均可出现不同程度的瘀血表现。而外伤性前房积血，则更是典型的血瘀证，其病自始至终均贯穿着血瘀病理。外伤性前房积血并继发性青光眼的产生，是由于外伤后损伤目中脉络，脉破血溢于瞳神，血积日久成瘀，目中玄府闭塞，神水不能正常输布，致使神水瘀积眼内而成。故血瘀于内、神水瘀积是其病理关键。中医学认为，血与水在生理上相互倚伏、互相维系，在病理上可相互影响。《金匮要略》说："经为血，血不利则为水。"指出了血与水的病理因果关系。唐容川的《血证论》则根据"血积既久，其水乃成""水虚则精血竭"的病理基础，强调了"血病而不离乎水""水病而不离乎血"的病理关系。明确指出："病血者，未不病水；病水者，亦未尝不病血也。""失血家往往水肿，瘀血化水，亦发水肿，是血病而兼水也。"因此，在治疗用药上血与水可以同治。前房是房水流出的重要通道，是维持正常眼内压的重要组织，血液积于前房，必然影响房水的正常流出，导致房水瘀积于眼内而眼压升高。因此，在本病的治疗中，我们遵循眼科血水同治的原则，以活血利水为治疗大法，不仅要活血化瘀，同时还应利水明目。因为通过活血，既可以疏通经脉，使津液能正常运行，同时亦可起到利水的作用；但为了促进前房积血与房水瘀积的早日消退，临床还需加用有利水作用的药物如茯苓、车前子、泽泻、白术等以降眼压。故我们对因外伤而致的本病以桃红四物汤活血祛瘀，开通玄府以治其本；四苓散利水消肿、降低眼内压以治其标。活血与利水药配合应用，可加速血液循环及房水的畅通流出，降低眼内压，加快瘀血的吸收，从而达到治疗目的。经临床实践证明，采用活血利水法治疗本病，较传统的用活血化瘀法进行治疗，可收到疗效更好、疗程较短的良好效果。

第四节

活血利水法治疗视网膜静脉阻塞

视网膜静脉阻塞（RVO）是指视网膜中央静脉或分支静脉内的急性血流梗阻，是临床最常见的视网膜血管性疾患之一。老年患者较多，近年年轻人亦常见，多为单眼，男性稍多于女性。本病以"暴盲"载于《证治准绳·杂病·七窍门》。历版中医眼科教材将本病归入"暴盲"中。全国中医药行业高等教育"十五"规划教材《中医眼科学》则将本病列入"络损暴盲"中，"十二五"规划教材称其为"络瘀暴盲"。

本病主要临床表现为视力突然减退，或有眼前黑影飘动，严重者可骤降至眼前手动。检查可见视网膜静脉粗大迂曲，部分隐没于出血及水肿之中，视网膜呈火焰状出血及水肿，重者可见视盘充血、水肿，视网膜出血量多且浓密，稍久则视网膜有黄白色硬性渗出或棉絮状白斑，或黄斑水肿。本病眼底出血量多进入玻璃体者，眼底无法窥清。可并发黄斑囊样水肿、玻璃体积血、新生血管性青光眼、牵拉性视网膜脱离等。荧光素眼底血管造影对本病的诊断及分型有重要参考价值。

西医认为视网膜静脉阻塞的原因有血管外的压迫、静脉血流的淤滞及静脉血管内壁的损害，致视网膜中央静脉的主干或分支发生栓塞，引起视网膜静脉血液回流障碍或中断。血管外的压迫多由于视神经内或视网膜动静脉交叉处的视网膜中央动脉或分支小动脉硬化，压迫其邻近的静脉所致，常见于高血压及动脉硬化等；静脉血流的淤滞见于视网膜动脉灌注压不足或眼压增高及血液黏度增高，常发生于颈动脉供血不足、糖尿病等；血管内壁的损害常由于视网膜血管炎所致，常见于糖尿病者。上述因素可互相影响。

中医认为多因劳倦竭视，阴血暗耗，心血不足，无以化气，致脾气虚弱，血失统摄，血溢脉外；或肝肾阴亏，水不涵木，肝阳上亢，气血上逆，血不循经而外溢；或情志内伤，肝气郁结，肝失调达，气机失调，气滞血瘀，郁久化火，迫血妄行；或过食肥甘厚味，痰湿内生，痰凝气滞，血脉瘀阻，或血行不畅，瘀滞脉内，久瘀伤络而出血。

我们根据水血同治的原则，以活血利水法为主治疗本病患者，常可取得良好的临床疗效。

1.治疗方法

所有患者均以活血利水法为主，采用分期结合分型用药。凡病程在1个月以内的患者，根据全身症状的不同，按以下两种证型施治。

阳亢血瘀型：多因肾水不足，水不涵木，肝阳上亢，气血逆乱，血不循经，破脉而溢所致。症见头晕目眩，耳鸣耳聋，心烦易怒，腰膝酸软，视力急剧下降。视网膜呈放射状、火焰状出血，伴水肿、渗出，视网膜静脉怒张迂曲，动静脉比例改变，多有高血压病史，舌红少苔或无苔，脉弦有力或弦细数。治以平肝潜阳，活血利水。方用天麻钩藤饮加减，药用天麻10g，钩藤10g，生石决明15g，牛膝15g，菊花10g，益母草20～30g，茯苓30g，泽泻15g，车前子20g，赤芍15g，地龙12g，丹参15g等。

气滞血瘀型：多因情志抑郁，肝气不舒，气滞血瘀，脉络受阻，血不循常道，溢于脉外而成。症见头痛眼胀，情志不舒，胸闷胁胀，视力急剧下降。视网膜有放射状或火焰状暗红色出血，伴有渗出，视网膜静脉粗大迂曲。舌暗红或有瘀点瘀斑，脉弦或涩。治以理气通络，活血利水。方用血府逐瘀汤加减，药用生地黄15g，当归尾12g，柴胡10g，桃仁10g，红花6g，川芎10g，赤芍10g，桔梗10g，牛膝15g，茯苓30g，猪苓20g，车前子20g等。

凡病程在1个月以上的患者，不论其全身症状如何，均按水血互结型论治，如有兼症，则在此型的基础上加减用药。

水血互结型：多因病程日久，眼底出血、渗出不吸收，脉络瘀滞，津液内停，水血互结。症见视物不清，眼底出血、渗出日久不吸收，眼内干涩，舌暗或见瘀点，舌面少津，脉细涩。治以养阴增液，活血利水。方用生蒲黄汤合猪苓散加减，药用生蒲黄15g，丹参15g，赤芍15g，当归12g，生地黄20g，麦冬12g，茯苓30g，猪苓20g，车前子20g，萹蓄15g，墨旱莲15g，地龙12g等。

以上方药，均每日1剂，分2次温服，其药量可根据患者年龄、体质、病情轻重等情况而增减。在内服中药的同时，所有患者均可配合静脉滴注血栓通、葛根素、川芎嗪等活血化瘀中药制剂，每日1次，10次为1疗程，连续2～3个疗程；并可配合球后注射归红注射液（系湖南中医药大学第一附属医院制剂，以当归、红花为主制成）1.5～2mL，每周1～2次，连续3～4周。

2.讨论

视网膜静脉阻塞的治疗难度大，致盲率高，预后差，属眼科疑难病症。现代医学对本病的治疗多以抗凝为主，近年来有关中医药治疗本病的研究文献时有报道，但多以辨证论治，或单方验方，或单味中药制剂为主[1]。我们经过多年的临床探索，认为眼科不少疑难重症宜水血同治，要想取得满意的疗效，本病应辨证结合分期治疗，且活血利水法应贯穿其治疗的始终。根据笔者临床经验，本病病变中后期如能注意守法守方2～6个月，甚至1年，往往能收到较好的临床疗效。

视网膜静脉阻塞是眼科典型的血瘀证候，本病存在着眼血液动力学障碍[2]、血液流变性异常[3-4]、血小板聚集[5]及全身微循环障碍[6]等血瘀改变，RVO患者的血液流变学和眼底血管荧光造影检查的结果也证实了这一点。且本病的临床特征就是视网膜的分支或中央静脉阻塞后，使脉中血液运行受阻，溢于脉外，导致眼底出血。因此，我们主张在本病的整个治疗过程中都要活血，即使在出血初期亦应以活血化瘀为主，必要时配合少许凉血止血药，如白茅根、牡丹皮等。

为什么在用活血药治疗的同时还要利水？因为RVO患者临床上除有出血表现外，由于血管阻塞，脉中津液和出血一起外渗，往往伴有视网膜的水肿、渗出，不少患者还伴有黄斑囊样水肿，眼底血管荧光造影时即可见到黄斑区强荧光。因此，在其病变过程中始终存在着水、血夹杂的病机，在病变的中后期又表现为水血互结，因而必须水血同

治。我们常选用地龙、丹参、赤芍、红花、牛膝、川芎等药活血祛瘀
通络；选用茯苓、猪苓、车前子、泽泻、白术等药利水消肿；亦常用
诸如益母草、泽兰等既能活血又能利水的具有双重作用的药物。虽然
活血药可化瘀利水，但其利水作用不强。活血药与利水药配合使用，
可加快出血的吸收，从而促进病变的早日恢复。有研究发现，用活血
利水法治疗肝硬化腹水患者，在疗效及改善其血液流变性和微循环等
方面，均明显优于单纯应用活血药治疗者[7]。患者经活血利水法治疗
后，其眼底血管荧光充盈及血管形态、血液流变学指标明显改善[8]，
这可以看出活血利水法治疗视网膜静脉阻塞的初步疗效。

参考文献

[1] 彭清华. 中医药治疗视网膜静脉阻塞的研究概况 [J]. 中西医结合
眼科杂志，1991，9（4）：238-241.

[2] 彭清华. 眼底出血及中药治疗前后眼血液动力学的初步观测 [J].
湖南中医杂志，1991（1）：50-52.

[3] 王学定，吴万娣，郭尚平，等. 视网膜静脉阻塞症患者血液流变
特性的研究 [J]. 眼科新进展，1987，7（3）：13-15.

[4] 庞纯玉，李阿搞，姜辉. 从血液流变学探讨视网膜静脉阻塞发病
机理 [J]. 实用眼科杂志，1986，4（4）：220-222.

[5] 张惠蓉. 视网膜中央静脉阻塞患者血小板电镜观察及服中药后的
变化 [J]. 中华医学杂志，1980，60（5）：263-265.

[6] 徐俊义，蔡松年，郭秉宽. 活血化瘀治疗视网膜静脉阻塞的疗效
机理研究——外周微循环观察 [J]. 中西医结合杂志，1985，5（2）：
97-99.

[7] 周端. "瘀可致水"理论的研究 [J]. 中国医药学报，1989，4（1）：

8-10.

[8] 彭清华.活血利水法为主治疗视网膜静脉阻塞的临床研究 [J]. 中国眼科杂志，1994，4（4）：206-209.

第五节

活血利水法治疗视网膜动脉阻塞

视网膜动脉阻塞（RAO）是一种严重的急性视网膜缺血性病变。视网膜中央动脉是视网膜内层营养的唯一来源，属于终末动脉，分支间无吻合，一旦发生阻塞，引起视网膜急性缺血，使视功能急剧减退。由于视网膜神经纤维层对缺氧极为敏感，只要缺血超过2小时即发生不可逆性损伤，故本病是导致目盲的急症之一。视网膜动脉阻塞可分为视网膜中央动脉阻塞（CRAO）、视网膜分支动脉阻塞（BRAO）、视网膜睫状动脉阻塞，其中以CRAO对视功能的损害最为严重，是眼科临床的急重症，阻塞发生后，被供应区视网膜立即缺氧、坏死、变性，治疗难度大，如果抢救不及时，可致永久性失明。本病发病率约为 $1/10000 \sim 1/5000$，多见于老年人，常为单眼发病。发病率男性比女性高，男女之比约为2：1。

本病发病急骤，临床上其特征有三：视力突然下降或丧失；后极部视网膜呈乳白色混浊；黄斑部有樱桃红点。本病与中医学的"络阻暴盲"相似，有关记载首见于《证治准绳·杂病·七窍门》该书对本病的病因病机及主要症状已有记述，但未能与其他类型的"暴盲"加以区别。古代医籍及历版中医眼科学教材均将本病归入"暴盲"一证叙述，《中医诊断与鉴别诊断学》及全国中医药行业高等教育"十五"规划教材《中医眼科学》将本病列入"络阻暴盲"中。与之类似的病名尚有"落气眼"。对本病特点记载较为准确的当推《抄本眼科》。书中说："不害疾，忽然眼目黑暗，不能视见，白日如夜。"临床治疗本病时，在中医辨证论治的基础上，加用活血利水中药治疗，可取得较好的临床疗效，能挽救患者的部分视功能。

1. 中医辨证治疗

根据患者的全身症状，辨证分为以下两型，治疗时加用活血利水中药。

气滞血瘀证：多因情志急躁，肝气不舒，气机不畅，气滞血瘀，目中脉络瘀阻，玄府闭塞，神光不能发越而致。症见视力骤然下降，头晕，胸闷不舒，情志抑郁，外眼检查见瞳孔轻度散大，对光反射迟钝；眼底检查见视网膜动脉狭窄变细，呈铜丝或白线条状，后极部视网膜呈乳白色混浊，黄斑区有樱桃红点，舌淡红，苔薄白，脉弦涩。治以疏肝理气，活血通窍，利水明目。方用血府逐瘀汤加减：桃仁10g，红花8g，当归尾12g，生地黄20g，川芎10g，地龙12g，赤芍10g，柴胡10g，桔梗10g，牛膝15g，益母草20g，车前子20g，石菖蒲15g，天麻10g，石决明15g。

气虚血瘀证：多因元气亏虚，运血无力，气虚血瘀，脉道瘀阻，精气不能上注于目所致。症见视力突降，食少神疲，全身乏力；外眼检查见瞳孔轻度散大，对光反射迟钝；眼底检查见视乳头颜色淡白，视网膜动脉极细，呈白线条状，视网膜呈乳白色水肿混浊，黄斑部呈樱桃红点，舌质淡，苔薄白，脉细弱。治以益气活血，通窍利水明目。

方用补阳还五汤加减：黄芪30g，白参10g，地龙15g，赤芍10g，川芎10g，当归12g，桃仁10g，红花6g，丹参20g，石菖蒲10g，益母草20g，车前子20g，泽兰10g。

以上方药，均水煎服，每日1剂，早晚各服1次。其药量可根据患者年龄、体质、病情等情况而酌情加减。

在内服中药的同时，均配合静脉滴注活血化瘀中药制剂，如血栓通、川芎嗪等，每日1次；球后注射归红注射液（系湖南中医药大学第一附属医院制剂，以当归、红花为主制成）1.5～2mL，隔日1次，注射后并按摩眼球15～20min，持续2～3周。病程在3天以内者，可配合硝酸甘油片0.5mg舌下含服，每日1～2次；10%低分子右旋糖酐500mL静脉滴注，每日1次，持续使用7～10天。

2.病案举例

李某，男，64岁，因左眼视力急剧下降2天，伴头晕、胸胁胀痛，于1996年9月20日就诊。视力检查：右眼1.2，左眼手动/眼前。左外检查见瞳孔散大约5mm，对光反射迟钝。扩瞳查左眼底：视乳头颜色偏淡，视网膜动脉狭窄变细，颞上及鼻上支动脉血栓呈节段样，A：V=1：3，视网膜呈乳白色水肿混浊，黄斑部呈樱桃红点，中心凹反光点消失。有高血压病史4年，现血压160/95mmHg。情志急躁，舌淡红，脉弦。右眼底基本正常。诊断为左眼视网膜中央动脉阻塞，辨证为气滞血瘀型。治以疏肝理气，活血通窍，利水明目。方用血府逐瘀汤加减：桃仁10g，红花6g，川芎10g，赤芍15g，地龙15g，柴胡10g，桔梗10g，牛膝20g，当归12g，生地黄20g，天麻10g，石决明15g，石菖蒲10g，益母草20g，车前子20g。水煎，每日1剂，分2次服。并立即给予归红注射液2mL，球后注射，且按摩眼球15min；

硝酸甘油片0.5mg舌下含服，日2次；10%低分子右旋糖酐500mL静脉滴注，每日1次；50%葡萄糖40mL加血栓通4mL静脉推注，每日1次；降压胶囊1粒，日2次。

服药7剂后，左眼视力0.02，停用硝酸甘油含服及静滴10%低分子右旋糖酐，上方继续服用。1个月后，左眼视力0.12，眼底视乳头色稍淡，视网膜动脉细，颞上及鼻上支血流恢复通畅，视网膜水肿混浊消退，黄斑部樱桃红点消失，中心凹反光点暗。视野检查见周边缩小10°～20°。嘱服补阳还五汤加减15剂以善后。随访1年，患者病情稳定。

3.讨论

视网膜中央动脉为终末动脉，阻塞后引起视网膜急性缺血，视力严重下降，是导致盲目的急症之一。CRAO首先由 Von Graefe 于1859年描述，其特征有三：视力突然丧失；后极部视网膜呈乳白色混浊；黄斑部有樱桃红点。现代医学认为，本病只有在动脉不全阻塞时，治疗或有希望；在全阻塞时，恢复视力几乎不可能，因在数小时后视细胞损害即不可逆转[1]。有人报告通过体外反搏、前房穿刺术和血管扩张剂的应用，可以降低眼内压，增加血流量，改善视网膜的缺血缺氧状态，从而提高视功能[2]。还有人报道用中药葛根注射液治疗本病，其提高视力、扩大视野、缩短视网膜循环时间的有效率达75%[3]，认为是葛根改善了其视网膜微循环，使功能抑制状态的神经元重新兴奋，使视功能得以提高。

CRAO以中老年人多见，因外不见症，骤然失明，属中医学的暴盲症。中医学认为，本病乃"阴孤、阳寡、神离""元气脱离，致目无所见"（《审视瑶函》）。由于"肝开窍于目""肝气通于目"，只有肝脏调和，肝气通达调畅，目中玄府通利，则"五脏六腑之精气皆上注于目而为之精"（《灵枢·大惑论》）。气为血帅，气行则血行，气滞则血瘀。若肝气郁结，气血失其和顺，则血液瘀滞不行，目中脉络阻塞；或元气亏虚，运血无力，血液不能正常循行而滞塞，目中脉络瘀阻，均致精气不能上注于目而突发失明，眼底呈现脉络阻塞后的一派缺血征象。因此，我们在临床上常将本病分为气滞血瘀证和气虚血瘀证。前者治以疏肝理气、活血通窍、利水明目，方用血府逐瘀汤加减；后者治以益气活血、通窍利水明目，方用补阳还五汤加减。为加强其活血通络作用，均可结合静脉推注血栓通和球后注射归红注射液，并按摩眼球；为加强其开窍通络之功效，常加用石菖蒲以开通玄府；由于本病患者常伴有高血压，表现有头晕目眩等肝肾阴亏、肝阳偏亢之证，故常加用石决明、天麻、钩藤以平肝潜阳。诸药合用，以达到气血和顺、脉络通畅的目的，改善视网膜之缺血缺氧状态，从而挽救患者的部分视功能。

我们曾观察13例CRAO的初步治疗结果，发现尽管所有患者的视功能都得到了部分挽救，视力由治疗前对数视力的2.965±0.803提高到治疗后的4.123±0.231，有非常显著性意义（$P<0.001$）；所有患者经治疗后视野由查不出到可以查出，或视野明显扩大，视网膜水肿混浊吸收，黄斑部樱桃红点消失；有4例患者治疗后经眼底荧光血管造影复查，发现其视网膜循环时间明显缩短，由治前的6.3±2.1s，缩短至治后的3.8±1.3s，有非常显著性意义（$P<0.01$）。但不完全阻塞性CRAO的疗效要优于完全阻塞性CRAO，气虚血瘀型的疗效要优于气滞血瘀型者。虽然13例的治疗结果尚难说明病程长短与疗效的明显关系，但由于本病系急重症，故临床处理本病时必须尽早救治，尽最大的努力挽救患者的视功能。

参考文献

[1] 毛文书.眼科学[M].1版.北京：人民卫生出版社，1985：143.

[2] 林静.视网膜中央动脉阻塞11例临床分析[J].中华眼底病杂志，1993，9（3）：165.

[3] 谷万章，王月春，卜秀荣，等.葛根注射液治疗视网膜动脉阻塞疗效分析[J].中国中医眼科杂志，1994，4（2）：67-68.

第六节

益气养阴、活血利水法治疗视网膜脱离术后

视网膜脱离（RD）是视网膜神经上皮层与色素上皮层间的分离，在胚胎发育上，视网膜神经上皮层和色素上皮层分别来自视杯的内层和外层，其间存在潜在的间隙。当液体（液化玻璃体、脉络膜炎性渗出或浆液性漏出液等）进入两层间，或神经上皮层受到来自玻璃体方向的牵引时，此两层分开，发生视网膜脱离。由于发生的原因不同，本病分孔源性视网膜脱离（原发性视网膜脱离）和非孔源性视网膜脱离（继发性视网膜脱离）。后者又分为牵拉性视网膜脱离和渗出性视网膜脱离。孔源性视网膜脱离为临床常见眼病，占本病的大多数。视网

膜脱离后，视细胞的营养发生障碍，如不及时复位，将使神经上皮层变性萎缩，造成严重视功能损害甚至失明。

因视网膜脱离的部位、范围、程度及伴发症状不同，中医将本病分别归入"神光自现""云雾移睛""视瞻昏渺""暴盲"中。《临床必读》则将本病称为"视衣脱离"，全国中医药行业高等教育"十五"规划教材《中医眼科学》沿用此病名。

本病多有高度近视或有眼部外伤史；突然有幕样遮挡，视力下降或视野缺损等；眼底检查见视网膜灰白色隆起，或可发现裂孔；眼部B超有典型声像。

本病发病急，发展快，一旦发生，患眼视力迅速下降，未经及时有效的治疗，其致盲率几乎为100%。近年来，随着基础研究和手术技巧的日臻完善，特别是玻璃体手术的开展和激光在眼科的应用，视网膜脱离手术后的解剖复位率已达95%以上，但术后视功能恢复仍不理想。寻求能改善视网膜脱离手术后增进患者视功能的辅助治疗，是临床上亟待解决的问题。

中医学认为，视网膜脱离产生的原因，多为患者气虚不固致视网膜不能紧贴眼球壁而脱落。视网膜脱离患者必须手术复位，但手术后患者如果不服用适当的中药治疗，其视功能亦难以恢复，我们认为视网膜脱离手术是一种人为的眼外伤，术后多有瘀血病理存在，且有时术中还可导致视网膜出血，加重其瘀血病理。本病术中无论放水与不放水，其术后多有视网膜下积液的存留；而术中不可避免的出血又可使眼部阴血亏虚。因而其综合病理为气阴亏虚，血瘀水停。故以益气养阴、活血利水为原则，用补阳还五汤加减治疗，药用：黄芪30g，生地黄15g，赤芍10g，川芎10g，红花10g，地龙10g，茯苓15g，白术10g，泽泻15g，车前子20～30g，女贞子15g，墨旱莲15g等。

方中补阳还五汤为主益气活血；加茯苓、车前子、泽泻益气利水消肿；生地黄、女贞子、墨旱莲补养阴血。经临床130例的观察，如能以此为基础方坚持服药1个月以上，对提高视网膜脱离手术后患者的视功能有明显的临床疗效。

后来，我们根据益气养阴、活血利水治则组方，制成医院内制剂——复明片（由黄芪、生地黄、赤芍、川芎、地龙、茯苓、白术、车前子等药组成）口服，每次6～8片，每日3次。2010年1月至2013年12月在湖南中医药大学第一附属医院、湖南省郴州市第一人民医院眼科、广西中医药大学附属瑞康医院眼科、湖南省人民医院眼科、湖南旺旺医院眼科中心和长沙市星沙人民医院眼科进行多中心临床观察，发现益气养阴活血利水中药复方复明片能改善患者的视力、眼底等情况，能促进RD术后视力的提高，加速网膜下液体的吸收，促使脱离的网膜重新贴附紧密，从而促进视功能的恢复。其机制可能在于：益气养阴活血利水中药复方能抑制血管活性物质释放，使眼动脉血流增加，改善视网膜和脉络膜的血液流速，减少其退行性改变；视网膜血供的改善及缺氧的缓解可增加复位后视网膜色素上皮细胞与感光细胞间的附着及相互作用；减少血-视网膜屏障受损的继发损伤。

实验研究发现，在以补阳还五汤为主加减基础上制成的复明片能促进兔实验性视网脱离后视网膜下液及视网膜下出血的吸收，促进视网膜神经上皮层与视网膜色素上皮细胞层重新贴附；减轻RD后视网膜组织、细胞形态学损伤；能下调视网膜组织中PCNA、IL-1及MMP-2的表达，下调玻璃体腔中IL-6、ET-1的表达，进而抑制细胞增殖；能减轻RD后视网膜组织及细胞的形态学损伤；能提高RD后兔眼暗适应ERG、暗适应最大反应、明适应ERG的a波和b波振幅，缩短其潜时，表明复明片能促进RD后视功能的恢复；能提高RD后视网膜组织 ATP 含量，改善 RD 后视网膜组织的能量代谢；能提高兔 RD 后网膜组织 SOD 活性，降低 MDA 含量，表明复明片能增强内源性自由基清除酶系的能力，减轻脂质过氧化反应及其毒性代谢产物对视网膜组织细胞的损伤；能抑制 RD 损伤所致视网膜细胞凋亡，提高光感受器细胞的存活；能减少 RD 后视网膜组织神经胶质细胞的过度增生，促进突触结构的恢复，从而促进视功能的恢复。

第七节

益气养阴、活血利水法治疗单纯型糖尿病视网膜病变

糖尿病视网膜病变（DRP）是由糖尿病（DM）引起的严重并发症，是以视网膜血管闭塞性循环障碍为主要病理改变特征的致盲眼病。在长期高血糖影响下可发生一系列生理生化及组织病理损害，病程及血糖控制程度是本病发生、发展的重要因素。

DRP 是 50 岁以上人群的重要致盲眼病之一，在西方国家是致盲主要原因。随着中国人民生活水平的提高及生活习惯、饮食结构的改变，中国的糖尿病患病率在过去的十年中明显提高，其并发症 DRP 也日益增多，据统计，国内 DM 患者中 DRP 的患病率约在 44% ～ 51.3%，与病程、血糖控制程度、高血压、肾功能损害等全身因素相关。

DRP 因其病情及临床表现不同，故中医对应病名各异。病变初期可无眼部症状，当眼底发生出血、水肿或黄斑部受影响时，可出现视力下降、眼前黑影、飞蚊症及视物变形等"视瞻昏渺"症状；如出血进入玻璃体，则可出现"云雾移睛"或"暴盲"的症状。因此，DRP属中医眼科"暴盲""云雾移睛"或"视瞻昏渺"范畴。全国中医药行业高等教育"十五"规划教材《中医眼科学》则设"消渴内障"节，对应于DRP进行辨证论治。

中医认为本病多因素体阴亏或病久伤阴，虚火内生，火性上炎，灼伤目中血络，血溢目内；或气血亏虚，气无所化，气阴两虚，目失所养；或因虚致瘀，血络不畅而成；或饮食不节，过食肥甘厚腻致脾胃损伤；或情志伤肝，肝郁犯脾，致脾虚失运，痰湿内生上蒙清窍；或脾不统血而血溢目内；或禀赋不足，脏腑柔弱；或劳伤过度，伤耗肾精，脾肾两虚，目失濡养。

临床表现以视网膜血管闭塞性循环障碍为主要病理改变特征，表现为眼底出现视网膜微血管瘤、视网膜出血、视网膜渗出、棉绒斑。眼底荧光血管造影可见：视网膜微血管瘤伴荧光渗漏，出现毛细血管无灌注区，及片状荧光遮蔽等。

我们在临床上对采用益气养阴、活血利水法治疗单纯型糖尿病视网膜病变气阴两虚、血络瘀阻证的临床疗效进行了观察。

气阴两虚、血瘀络阻证诊断标准：参照郑筱萸主编的《中药新药临床研究指导原则》[1]中"中药新药治疗糖尿病视网膜病变的临床研究指导原则"制订。主症：视物昏花，目睛干涩。次症：面色晦暗，肢体麻木，倦怠乏力，气短懒言，五心烦热，口干咽燥，大便干结。舌脉：舌质淡，或舌暗红少津，或有瘀斑瘀点，或脉细数，或脉涩。

治疗根据益气养阴、活血利水法组方，处方：黄芪15g，黄精10g，生地黄10g，墨旱莲15g，蒲黄6g，蛴螬10g，葛根15g，茯苓

15g，益母草20g，等，每日1剂，分2次服，连服30天为1个疗程，用3个疗程。

临床观察发现：经治疗后，患者视力明显改善，眼底出血、渗出明显吸收，眼底荧光血管造影结果显示眼底微循环明显改善、且能明显改善患者的中医证候。治疗后全血黏度、血浆黏度、全血还原黏度、红细胞聚集指数、红细胞变形指数等血液流变学指标均明显下降。

另外：对糖尿病视网膜病变患者，都可口服活血通脉、利水明目的散血明目片，每次6～8片，每日3次。对糖尿病视网膜病变眼底激光后患者，可采用清热养阴、活血利水的治法，用丹黄明目汤加减治疗，常用药物为：丹参15g，牡丹皮10g，黄连6g，生地黄15g，白茅根15g，麦冬15g，茯苓15g，车前子20～30g。

讨论：

1. 中医对DR病因病机的认识

中医学认为，消渴是以多饮、多尿、多食、身体消瘦，或尿浊、尿有甜味为特征的病证。《灵枢·五变》曰："其心刚，刚则多怒，怒则气上逆……血脉不行，转而为热，热则消肌肤。故为消瘅。"《医门法律》曰："肥而且贵，醇酒厚味，孰为限量哉！久之食饮酿成内热，津液干固……愈消愈渴。其膏粱愈无已，而中消之病遂成矣。"《备急千金要方》又曰："凡人生放恣者众，盛壮之时，不自慎惜，快情纵欲，极意房中，稍至年长，肾气衰竭，百病滋生……名为消渴。"说明其发病主要与素体阴虚、饮食不节，复因情志失调，劳欲过度有关。对于消渴病机的认识，历代医家大多认为由于阴精亏损、燥热内盛所致，阴虚为本，燥热为标，互为因果，贯穿于消渴病的病变过程中。

古籍中除记载消渴病外，有的医家认识到了它可以引起眼部病变，如刘完素在《河间六书》中记述："夫消渴者，多变聋盲目疾。"《证治要决》云："三消久之精血既亏，或目无所见，或手足偏废如风疾非风，然此症消渴得之为多。"DR是消渴日久，精亏液少，阴虚燥热，阴损及阳，致气阴两虚或阴阳两虚，目睛失养或目络阻滞而形成本病。初期可无症状，当眼底发生出血、水肿或黄斑部受损时，可出现视物模糊，视物变形，出血进入玻璃体可出现眼前黑影飘动或视力下降。

《素问·上古天真论》云："肾者主水，受五脏六腑之精而藏之。"《审视瑶函》云："肝中升运于目，轻清之血，乃滋目经络之血也。"目为肝之窍，瞳神水轮属肾，消渴日久，累及肝肾，多并发眼部病变。肝肾阴亏，目失濡养，加之阴虚内热，气阴耗伤，气虚帅血无力，阴虚血行滞涩，导致眼部血络瘀阻。瘀血阻络，可引起眼底发生微血管瘤、渗出、出血、水肿等。若眼内瘀滞日久不消，瘀郁生热或消渴燥热，炼液成痰，抑或脾肾阳虚，痰浊内生，致痰瘀互阻，则可形成视网膜增生性病变，终至失明。因此，气阴两虚，肝肾亏损，是DR发生的基本病机；血瘀痰凝，目络阻滞，是DR形成的重要病机。本虚标实，虚实夹杂，是DR的证候特点，血瘀贯穿DR发生发展的始终。

2.益气养阴活血利水法组方及治疗机制的分析

本病常发生于糖尿病后期，久病及肾，精血亏损，多见阴津不足、肾水亏耗的体征，同时由于阴血久亏，必然伤及气分，导致脾肾俱损，气阴两虚。阴虚血行滞涩，均可导致眼络瘀阻。DR眼底出血的主要病机是虚火与气虚，由于阴虚燥热，虚火煎灼血液，血行不畅，滞而为瘀；或虚火灼络，络伤血溢，离经为瘀。再由气虚无力推动血行，血瘀于脉；或气虚无力摄血，致反复出血，离经为瘀。加之脾虚失运，水湿不化，或因血不利则化为水，故而聚湿生痰而致湿浊痰结壅遏，则见视网膜渗出物；或肾虚气化失司，水湿上泛，则见网膜水肿。而痰瘀郁久化热，复又伤津耗气，互为因果，形成恶性循环。所以在辨证上需抓住虚、瘀、出血三个方面，在治疗上抓住脾肾二脏，着重益气养阴，针对出血和瘀血，主张止血与祛瘀兼顾。同时因水血同源，病理上可水血互累，当瘀血发展到一定程度可演变为渗出，因此提出治疗上要水血同治。故确立了益气养阴、活血利水的治疗原则，组方观察对单纯型DR的临床疗效。

本方中黄芪补中益气，可益气推动血行而活血，又可补气而摄血。墨旱莲滋养肝肾，擅于凉血止血，对阴虚内热之出血有良好的防治作用，二药合用共奏益气滋阴、健脾补肾之功效。生地黄、黄精滋阴养血，蛴螬、蒲黄、葛根活血止血、化瘀散结共为臣药。茯苓、益母草合用以助活血利水为佐使药。全方共奏益气养阴、化瘀通络、止血明目之功效。现代药理学研究表明，墨旱莲粉及水提取物具有良好的止血作用[2]。黄芪能明显地降低血小板黏附率及血液黏稠度，减少血栓形成，并能使损伤的红细胞变形能力得到显著改善[3]。黄精具有耐缺氧、降血糖的作用[4]。蒲黄有降低血清总胆固醇和甘油三酯的作用，促进凝血，抑制黏附和聚集，并有抗凝血酶Ⅲ活力、改善微循环的作用[5]。葛根素是异黄酮的化合物，具有抑制血小板聚集、降低血液黏度、改善微循环的作用[6]。因此本方具有降血糖，改善毛细血管通透性，降低血液黏稠度，从而改善微循环的作用。

总之，益气养阴、活血利水法具有改善早期DR患者临床症状，提高视力、减少微血管瘤、减少眼底出血渗出的作用，同时具有改善血液流变学的作用。但本试验在试验设计、疗效评价中尚存在不足，入选病例数较少，难免出现统计方面的误差，尚待进一步完善。

参考文献

[1] 郑筱萸. 中药新药临床研究指导原则 [M]. 北京：中国医药科技
出版社，2002：312-316.

[2] 雷载权. 中药学 [M]. 上海：上海科学技术出版社，1995：311.

[3] 唐爱华，史伟，唐农，等. 黄芪注射液治疗单纯型糖尿病视网膜
病变临床研究 [J]. 浙江中医杂志，2006，13（2）：176-177.

[4] 雷载权. 中药学 [M]. 上海：上海科学技术出版社，1995：310.

[5] 雷载权. 中药学 [M]. 上海：上海科学技术出版社，1995：190.

[6] 段有全，王韶颖. 五种中药对蛋白质非酶糖基化的抑制作用 [J].
中国糖尿病杂志，1998，11（6）：229.

第八节

活血利水法治疗中心性浆液性
脉络膜视网膜病变

中心性浆液性脉络膜视网膜病变（CSC），临床习惯简称为"中浆"，是指黄斑部视网膜色素上皮泵功能障碍和屏障功能异常，导致神经上皮或色素上皮浆液性脱离的病变，临床以眼前中心暗影遮挡、视物变形，视力下降，黄斑部水肿、渗出等症状为特征。好发于25～50岁的青壮年，男女比例约为8∶1.9，单眼发病，无眼别差异。本病有自限性。预后好，但1/3～1/2的患者有复发倾向。若多次反复发作，可造成一定程度的永久性视觉异常或视力损害。中医学"目妄见""视瞻昏渺""视瞻有色""视直如曲""视正反斜""视惑"等病证或可出现与本病类似的证候。

中医认为本病多因肝郁脾虚，脾失健运，清阳不升，浊阴不降，痰湿阻络，血流不畅而发；或感受湿热之邪，湿热内蕴，熏蒸清窍；或痰湿化热，上泛于目；或肝肾不足，精血亏损，精不上承，目失濡养。故本病的发生与肝、肾、脾的功能失调有关，痰湿、气郁、精亏是其主要病因。

临床常见视物模糊，眼前有灰黄色暗影遮挡，视物变形，视大如小，视直为曲或视正反斜等。检查可见：视力障碍程度不一，部分患者可出现暂时性远视，用凸透镜片可矫正视力。眼底检查黄斑区呈局限性暗红色隆起，周围绕以一环形反光圈，反光圈内视网膜失去光泽，中心凹光反射弥散或消失。可见一个或数个黄灰白色的圆形或椭圆形浆液性视网膜色素上皮脱离斑，若用裂隙灯显微镜加前置镜或接触镜以窄光带观察后极部，显示神经上皮层与色素上皮层分离，两层之间因浆液性积蓄呈现一个光学空间。在神经上皮层后面还可见多量的黄白色小点状沉着物附着。病变后期，视网膜下可见黄白色小点或玻璃膜疣样改变。若为反复发作，隐匿进行、恢复期的患者，多表现为黄斑区色素紊乱。本病可并发黄斑囊样水肿[1]。

我们临床上采用在中医辨证论治基础上加以活血利水法治疗，取得了较好的临床疗效。

1. 治疗方法

根据笔者近40年治疗本病的经验，临床将其辨证分为三个证型，在治疗上均加重利水（湿）药。

肾虚证：症见视物昏蒙，视物变色或变形，眼内干涩，眼底黄斑部病变比较陈旧，或夹杂着新的渗出斑，或黄斑部轻度水肿，有渗出物及色素沉着，头晕耳鸣，腰膝酸软，夜寐多梦，舌淡红少津，脉细弱。治以补益肝肾，活血利水。方用杞菊地黄汤加减：枸杞子、熟地黄、泽泻、牛膝、丹参各15g，菊花、山药、牡丹皮、菟丝子、泽兰各10g，当归尾12g，车前子20g，茯苓30g。

脾虚湿泛证：症见视力下降，眼前暗影，视物变色或变形，眼底黄斑部水肿、渗出，荧光素眼底血管造影可见明显渗漏，头晕胸闷，食少神疲，面唇色淡，舌淡苔白，脉濡。治以健脾活血利水（湿）。方用参苓白术散加减：党参、白扁豆、丹参各15g，白术、山药、陈皮、赤芍、泽兰各10g，当归尾12g，茯苓30g，车前子、薏苡仁各20g。

肝经郁热证：症见视力下降，眼前阴影，视物变色或变形，眼底黄斑部水肿、渗出，中心凹反光不可见。头晕胁胀，情志不舒，口苦咽干，舌淡红苔薄黄，脉弦数。治以疏肝清热，活血利水。方用丹栀逍遥散加减：牡丹皮、栀子、柴胡、白术、郁金、泽兰各10g，赤芍、当归尾各12g，丹参15g，车前子20g，茯苓30g，薄荷6g。

以上方药，均水煎，每天1剂，分2次温服。药量可根据患者体质、病情等情况适量增减。一般以连续服药1个月为1疗程。

2.讨论

中心性浆液性脉络膜视网膜病变以视物变形或变色、眼底黄斑部水肿渗出为主要临床表现，属中医"视瞻昏渺"范畴，是瞳神疾病的一种，五轮之中，瞳神属肾，故古代医家认为视瞻昏渺的发病与肾有一定关系。本病目前临床辨证虽有虚有实，但以虚证多见，多属本虚标实之证。虚是指脏腑功能亏损，尤其是脾、肾的功能不足。脾为后天之本，主运化水谷津液，脾虚则津液不能正常运行，致湿浊内停，上泛于目；肾为先天之本，主藏精、主生殖、主水液，若因劳瞻竭视，或过度房劳等，则肾虚无以主水利湿致水湿内停，或肾精亏虚，血脉不充而津液外渗等，均可导致眼底黄斑部水肿、渗出而发为本病。而本病之实证，临床多见肝郁化热证，乃因肝气郁滞，失于调达，郁久化热，热壅血郁，脉络不利，脉中津液不能正常运行流溢于外，而导致本病的产生。因此，我们在临床上常将本病分为肾虚证、脾虚湿泛证和肝经郁热证三个证型进行辨证治疗。

中医学认为，水与血在生理上相互倚伏、互相维系，在病理上可相互影响。《金匮要略》说："经为血，血不利则为水。"指出了血与水的病理因果关系。唐容川《血证论》则根据"血积既久，其水乃成""水虚则精血竭"的病理基础，强调了"血病而不离乎水""水病而不离乎血"的病理关系。明确指出："病血者，未不病水；病水者，亦未尝不病血也。""失血家往往水肿，瘀血化水，亦发生水肿，是血病而兼水也。"因此，在治疗用药上血与水可以同治。近年来，我们在临床对中心性浆液性脉络膜视网膜病变的治疗中，遵循眼科水血同治的原则[2-9]，对本病肾虚证者采用补益肝肾、活血利水法，用杞菊地黄汤加减；脾虚湿泛证者采用健脾活血利水（湿）法，用参苓白术散加减；肝经郁热证者采用疏肝清热、活血利水法，用丹栀逍遥散加减。也就是在原来对其辨证用药的基础上，加用车前子、茯苓、泽兰等利水消肿药。108例129只眼的临床观察，并与采用传统辨证法治疗的105例124只眼进行对照，证明在中医辨证论治基础上加以活血利水法治疗，对提高其临床疗效、恢复患者视力是有一定意义的。

参考文献

[1] 国家中医药管理局发布. 中医病证诊断疗效标准[S]. 1版. 南京：南京大学出版社，1994.

[2] 彭清华，刘红娟，黄东湘. 水血同治的理论在眼科应用[J]. 辽宁中医杂志，1993，20（2）：11-12.

[3] 彭清华. 眼科水血同治论[J]. 江西中医药，1994，25：9-11.

[4] 彭清华. 水血同治眼科疾病[J]. 中医杂志，1995，36（10）：632-633.

[5] 彭清华. 眼科活血利水法的基础研究[J]. 湖南中医药大学学报，

2009，29（5）：14-18.

[6] 彭俊，曾志成，谭涵宇，等.眼科活血利水法的基础研究进展 [J].眼科新进展，2010，30（6）：585-589，593.

[7] 彭清华，彭俊.活血利水法治疗眼科疾病的临床研究[J].中华中 医药学刊，2010，28（4）：681-685.

[8] 韩琦，彭俊，彭清华.活血利水法对兔视网膜静脉阻塞后视网 膜抗氧化能力影响的研究[J].国际眼科杂志，2009，9（12）： 2300-2302.

[9] 陈吉，彭清华，邢雁飞，等.活血利水法对外伤性PVR兔眼玻 璃体FN mRNA表达的影响[J].国际眼科杂志，2009，9（12）： 2303-2306.

第九节

活血利水法治疗中心性渗出性
脉络膜视网膜病变

中心性渗出性脉络膜视网膜病变（central exudative chorioretinopathy，CEC），临床习惯简称为"中渗"，是发生于黄斑部孤立的渗出性脉络膜视网膜病变，伴有视网膜下新生血管。又称为青壮年出血性黄斑病变或特发性局限性视网膜下新生血管。以视力显著减退，眼前暗影遮挡、视物变形，黄斑部有黄白色渗出病灶及伴有出血为主要临床特征。

多见于青壮年，单眼发病居多，少数可双眼发病，无明显性别差异。病程较长，常呈间歇性发作，可持续一两年甚至更长时间。若病变位于黄斑部中央，由于瘢痕形成而导致视力永久性损害。

本病中医文献无直接对应的病名，中医学"暴盲""视瞻昏渺""视直如曲""视惑"等病证或可出现与本病类似的证候。

中医认为本病多与湿浊痰瘀、肝肾亏虚、火热动血等相关。劳伤肝肾，精血亏虚，目失濡养，神光乏源；或情志抑郁、愤怒、悲泣，气机不畅，气滞日久，血脉瘀阻，玄府闭塞，气血津液失其常道，溢于络外；或肝肾阴虚，水不涵木，虚火内生，上炎目窍，灼津伤络，迫其营血津液妄行；或饮食不节，恣食辛辣炙煿，嗜烟好酒，湿热内蕴，熏蒸目窍，气血津液失常，肝郁气滞或痰湿久蕴，神光无以发越。

临床表现为视物模糊，或视力突然下降；眼前有暗影遮挡，视物变形，视大如小，视直如曲或视正反斜等。检查可见：视力下降，黄斑部病变中心为灰白色深层浸润性病灶，略呈圆形，边缘欠清晰，轻度隆起，大小约1/4～1PD，病灶边缘有点状、片状、新月形或环状出血灶，围绕着灰白色浸润损害。部分伴有视网膜盘状浅脱离。病程持久，常持续一两年甚至更长时间，最后进入瘢痕形成阶段。可引起新生血管性青光眼。

荧光素眼底血管造影、吲哚青绿脉络膜血管造影和光学相干断层成像检查，有助于本病的诊断。

治疗本病以中医辨证论治为主，局部与全身辨证相结合，分别采用滋阴降火、通络散结、清肝解郁、健脾渗湿等方法进行治疗，配合凉血散瘀、软坚化痰之品以助眼底渗出、出血的消散和吸收。西医主要是针对病因治疗，可配合激光光凝，或黄斑区光动力疗法治疗。

我们认为本病的病机，为患者使用目力过度，或情志刺激、脉络瘀滞，脉破血溢于视衣（视网膜）；或脉络瘀滞，津液泄于脉外，水液停于视衣所致。治疗常采用活血利水法，可用桃红四物汤合四苓散加减，或生蒲黄汤合四苓散加减。药用生地黄、当归、川芎、赤芍、红花、茯苓、车前子、泽泻、茺蔚子、益母草、三七甘草等。若水肿、出血消退，可加用墨旱莲、枸杞子等养阴药。并可配合服用活血通脉、利水明目的散血明目片，每次6～8片，每日3次。

活血利水法治疗本病的机制为改善了眼局部组织的血液循环，增强了眼局部组织的营养供应，增加了毛细血管的通透性，从而使浆液的渗出减少，出血吸收、色素上皮屏障功能恢复、渗漏点闭合、水肿消退，视功能恢复。

第十节

活血利水法治疗老年性黄斑变性

老年性黄斑变性，又称年龄相关性黄斑变性，是一种严重危及视力的常见疾病，有国内统计资料表明，目前我国45岁以上人群老年性黄斑变性的患病率约为6%～17%。而随着诊查手段的不断进步，以及我国老年化社会的到来，目前发病率应该更高，严重影响患者的生存质量，同时也为患者本人和家属乃至社会带来了沉重的负担。老年性黄斑变性目前的主流治疗方法是采用抗血管内皮细胞生长因子药物玻璃体腔注射，但价格昂贵，有一定眼内感染的风险；中医在长期的临床实践中，运用辨病与辨证相结合，在老年性黄斑变性的中医诊疗方面取得了很多有益的经验，认识到老年性黄斑变性在病机上具有血瘀水停的特点，活血利水法切中老年性黄斑变性的病机，具有良好的临床效果。

一、老年性黄斑变性的病因病机

临床根据有无脉络膜新生血管（choroidal neovascularization，CNV）分为干性（非增殖性）和湿性（增殖性），均属中医"视瞻昏渺"范畴，后者约为前者的1/15～1/10，两型的病变在表现、进展、预后和治疗上均不同。分别由老年性黄斑部退行变性或眼底后极部的血管改变、水肿、炎症等导致。但是本病的发病机制尚不十分明确，除年龄外可能还与环境因素、生物学因素、遗传性突变等有关。

（一）干性老年性黄斑变性的病因病机

本病在早期以视网膜色素上皮退变为主，可见黄斑区色素紊乱，呈现色素脱失的浅色斑点和色素沉着小点，如椒盐状，中心凹反光消失，后极部视网膜有散在边界不很清晰的玻璃膜疣；后期视网膜色素上皮及其脉络膜毛细血管萎缩而表现为后极部视网膜色素紊乱，或地图状色素上皮萎缩区。

《证治准绳·杂病·七窍门》谓："目内外别无证候，但自视昏渺，蒙昧不清也。有神劳，有血少，有元气弱，有元精亏而昏渺者，致害不一。若人五十以外而昏者，虽治不复光明。"由此句可知，干性老年性黄斑变性的发生主要与虚证有关。根据中医学理论，肝开窍于目，瞳神属肾，黄斑属脾，故肝脾肾是辨证论治本病的根本。在肝脾肾中，尤其以脾肾最为关键，盖肾为先天之本，藏精之所，脾为后天之本，生精之源，年老肾虚脾弱，气血不足，真元渐耗，精气不能上荣于目，致目络失养。有学者[1]通过老年性黄斑变性患者与健康人群的对照观察研究发现，老年性黄斑变性患者的主要病因病机在于年老气虚，由气虚（本虚）导致早期功能减退，视觉功能轻度下降，继而发生器质性病变（标实）严重影响视功能。由此可知，"本虚标实"是本病的病机特点。

"本虚"很好理解，中医认为"精气夺则虚"。顾锡在《银海指南》中就气虚对眼的影响作了如下描述："清阳之气也，清阳不升，则浊阴不降，而目安能烛照无遗乎……"脾为后天之本，生化之源，主升清降浊，脾气虚生化无源、升清无望，其他脏腑组织失养，李东垣《兰室秘藏》曰："夫五脏六腑之精气，皆禀受于脾，上贯于目，脾者，为诸阴之首，目为血脉之宗……故脾虚者，五脏六腑之精气皆失所司，不能归明于目。"《素问·上古天真论篇》说："肾者主水，受五脏六腑之精而藏之。"人至老年或生活不节，肾精消耗，致使视衣失养，发为本病，另外肾主水，肾精不足，则或水停，或不得化血，"目受血而能视"，则目不得明。

"标实"一为"瘀血"，二为"痰湿"；而这二者均与"血瘀水停"的中医病理相关，论述如下。

1.瘀血

张景岳认为人之气"盛则流畅，少则壅滞，故气血不虚不滞，虚则无有不滞者。"王清任在《医林改错》中指出："元气既虚，必不能达于血管，血管无气，必停留而瘀。"又云："血府，血之根本，瘀则殒命。"由于脾气虚弱，导致清阳不能上濡目窍则气机不行，停留为瘀，视物昏蒙，甚则产生视网膜组织变性萎缩，造成严重视力下降；"脾主统血"，脾气虚不能统血可引起黄斑出血，"离经之血为瘀"。肾虚被公认是导致衰老的主要因素，但由于肾精亏虚、虚久可致瘀：肾虚阳气不足，阳虚生寒、寒凝于血脉致瘀；肾虚而阴精不足，精血同源，阴血亏虚、脉道枯涩也可致瘀；肾脏虚衰，失其气化之职，精气日亏，导致血脉营运失主，终成肾虚血瘀之衰老变化。"肝能斡旋一身之气血阴阳"，肝气虚衰，则不能主血，血液妄行，化为瘀血。

2.痰湿

虚乃脏腑虚损；实则以血瘀痰浊为主，认为络中血行瘀滞和痰浊凝结较经脉更为常见，故提出肾虚、血瘀、痰浊阻络为衰老的基本病机。《素问·至真要大论》说："诸湿肿满，皆属于脾。"《诸病源候论》中："经络痞涩，水气停滞，则发为肿。"《血证论》说："瘀血化水，亦发为肿。"说明脾虚、脉络不畅、瘀血均可发生水肿。脾气虚运化失职，浊阴不降，痰湿内聚而使眼部出现视网膜下玻璃膜疣，痰湿积聚进一步容易产生视网膜色素上皮、视网膜神经上皮脱离；痰瘀互结导致脉络膜毛细血管缺血、缺氧，而产生网膜下新生血管；衰老与老年性黄斑变性的产生有一个长期渐进的过程，在脏腑虚衰、阴阳气血失调的生理病理过程中势必产生病理性代谢产物，而中医学中的这一病理性产物可以说主要归属于"血瘀""痰湿"两类，而血瘀、痰湿的产生源于脏腑气血虚损，并加速衰老过程及疾病的演变。唐容川指出："痰水之壅，由瘀血使然……血积日久，亦能化为痰水。"血瘀与痰浊亦常并见。何梦瑶《医碥》更明确指出："气血水三者，病常相因。"

我们通过多年眼底荧光血管造影的观察及临床实践，认为干性老年性黄斑变性的病因病机系人到中老年后阴血不足，组织失养变性，脉络瘀滞，津液外溢渗于视衣之黄斑部，即存在阴血亏虚、血瘀水停的病机。

（二）湿性老年性黄斑变性的病因病机

本病初期见后极部网膜大量黄白色大小不等的软性玻璃膜疣，并互相融合，微微隆起，其周围有暗红色光晕（色素上皮浅脱离），在后极部有时能看到呈污秽灰白色稍隆起的视网膜下新生血管。如新生血管破裂出血，则其周围可见深层或浅层出血，部分病例则引起色素上皮下的出血性脱离，出血进入神经上皮下时色呈暗红色，时间较久则中央机化呈黄色，病灶范围小者约一个视盘直径，大者可达整个后极部，甚至超出后极部范围。出血多者可有视网膜前出血，甚至进入玻璃体内，形成玻璃体积血。病变后期渗出和出血吸收，眼底后极部呈现一片黄白色瘢痕，瘢痕中散在不规则的色素团块。渗出型老年性黄斑变性脉络膜新生血管出血量多时可突破内界膜进入玻璃体，形成玻璃体积血。

干性老年性黄斑变性如病程较长，可转变为湿性老年性黄斑变性，正如《证治准绳·杂病·七窍门》所说："若目病愈久而昏渺不醒者，必因六欲七情、五味四气，瞻视哭泣等故，有伤目中气血精液、脉络也。早宜调治，久则虽治亦不愈矣。"因此，湿性老年性黄斑变性与干性老年性黄斑变性的中医病因病机有相似之处，皆为"本虚标实"，只是湿性老年性黄斑变性的病变程度更深。

国医大师唐由之[2]认为：在临床中根据湿性老年性黄斑变性的眼部和全身体征，认为血气虚，脉不通则致病。老年人年老体弱，脏腑功能渐衰，精气日损，气血日衰，血行不利，脉道易阻塞，血行失度而瘀血。年老体衰，阴津亏损，阴虚血热，迫血妄行。气机不畅，瘀阻脉络，血不循经，血溢脉外。离经之血为瘀，瘀血阻络，目不能视。故治宜清热凉血、化瘀通络。采用中药凉血化瘀法治疗湿性老年性黄斑变性。因此，湿性老年性黄斑变性为"本虚标实"之证，目为肝窍，瞳神属肾，肝肾同源，脾主运化，黄斑属脾，故本病的"本虚"发生为肝、肾、脾三脏之虚，"标实"为瘀血、痰湿、热火。

二、活血利水法在老年性黄斑变性理法方药中的应用

活血利水法在老年性黄斑变性的治疗上极有价值，也许在一般认识中，都以为老年性黄斑变性应以补益活血为主，改善黄斑微循环，只是在存在黄斑水肿的情况下，活血利水法才有存在的意义。其实不然，无论是干性或湿性，从老年性黄斑变性的病因病机来看，活血利水法均在治疗上有相当的发挥空间。

对干性黄斑变性及玻璃膜疣，针对其阴血亏虚、血瘀水停的中医病机，治疗仍宗水血同治之法，采用养阴活血、利水明目法治疗，用四物汤加味，常用药为生地黄、当归、川芎、赤芍、地龙、红花、茯苓、白术、泽泻、益母草、墨旱莲、鸡血藤等。

湿性老年性黄斑变性的病因病机是"本虚标实"，本虚的脾肾肝三脏之虚，"虚则补之"，故当使用补益之法；标实的瘀血、痰湿、火热，"实则泻之"，与活血利水法联系紧密。

首先，对于瘀血必然当活血；对于痰湿必然当清利水湿；而此病的火热之邪为气郁虚弱之虚火，益气养阴活血利水之后，火热自消。其次，本文之活血利水法是指血水同治之法，水血病理相关，决

定了二者治疗的相辅相成；当水液敷布失常、水遏血瘀时，其治疗如囿于见水治水，则力有不逮。此时，必须水血兼治，其疗效才相得益彰。

唐容川在《血证论》中，明确提出血水二者在病理上的一致性——"水宁则血宁"，意思是水液匮乏则血液匮乏，水分凝滞则血分凝滞，阴液湿寒则血亦不温，水分枯竭则血必燥热；如同《血证论·遗精》中所述："病血者，未尝不病水。病水者，亦未尝不病血也。"血水同治的目的是活血则对利水有利，而利水则对活血有利，故血水同治。唐容川认为，水即化气，火即化血，水血不偕，气火失调，是二者互病的一大原因，若水虚则火旺伤血，如《血证论·脏腑病机论》说："水虚，则火不归元……心肾不交，遗精失血。""水不济火，则血伤。"若血虚气热则伤津，如《血证论·痰饮》所说："上焦血虚火盛，则炼结津液，凝聚成痰……下焦血虚气热，津液不生，火沸为痰。"

肝肾脾虚衰为病之本，痰、瘀、火为标，本病常虚实夹杂，宜标本同治。以补肾益精、健脾益气、化痰散结、活血化瘀为主要治法，治疗时需标本兼顾，注意脾肾的调理。

参考文献

[1] 詹宇坚，关国华，黄仲委，等.老年性黄斑变性中医病因病机临床研究[J].广州中医学院学报，1990，7（4）：204-208.

[2] 张励，唐由之.年龄相关性黄斑变性的研究进展[J].中国中医眼科杂志，2005，15（3）：177-178.

第十一节

活血利水法治疗黄斑水肿

黄斑囊样水肿（cystoid macular edema，CME），又称黄斑水肿，并非独立的一种眼病，多继发于视网膜静脉阻塞、糖尿病性视网膜病变、慢性葡萄膜炎、视网膜血管炎、眼外伤及内眼手术后等。西医认为，CME 的发病机制主要是由于黄斑区毛细血管受损，毛细血管内皮细胞的紧密结构受到破坏，血管内的液体和大分子物质向外渗漏，液体积聚在视网膜外丛状层的细胞外间隙，形成视网膜水肿。由于黄斑部外丛状层的 Henle 纤维呈放射状排列，因此积聚在此处内的液体形成特征性的多囊形态。

目为肝窍，瞳神属肾，肝肾同源，脾主运化，黄斑属脾，故认为本病的发生与肝、肾、脾关系密切，同时由于液体和大分子物质积聚视网膜黄斑部，中医认为水瘀互结是其关键病理环节。《金匮要略·水气病脉证并治》曰："经为血，血不利则为水，名曰血分。"唐容川《血证论》曰："瘀血化水，亦发水肿，是血病而兼水也。"故治疗 CME 应在辨病辨证论治的基础上，贯穿活血利水法，通过消除瘀血，清利水浊，促使脉络畅通，气血调达。

一、视网膜静脉阻塞所致黄斑水肿

视网膜静脉阻塞所致黄斑水肿，一般在静脉阻塞 1 个月后发病，也可在数月后发病。一旦出现黄斑囊样水肿，则视力明显下降。在分支静脉阻塞中，颞上分支阻塞最易引起黄斑囊样水肿，这类水肿也不外细胞内水肿及细胞外水肿两类。细胞内水肿多由细胞缺氧或中毒所致，液体聚积在细胞内部，造成细胞本身的混浊肿胀、细胞器坏死；细胞外水肿多因毛细血管渗透性增加引起，液体聚积在细胞外间隙。减轻阻塞及改善视网膜循环有利于消除黄斑水肿，抗凝疗法在理论上是可取的。皮质激素可减轻其炎症作用、降低眼压，减轻静脉的阻力，从而有利于改善视网膜血循环，但这些治疗措施疗效目前仍然不明显。激光格栅样光凝近年使用较广，分支静脉阻塞所致囊样水肿均主张用激光治疗，理论上对视力均有一定改善，但临床视力改善依然比较困难。

中医药对视网膜静脉阻塞的治疗作用一直得到眼科界的广泛认可，对黄斑水肿的治疗也有一定疗效。临床中，笔者将视网膜静脉阻塞常分为阳亢血瘀证、气滞血瘀证和水血互结证等辨证论治[1]。阳亢血瘀证治以平肝潜阳，方用天麻钩藤饮加减；气滞血瘀证治以理气通络，方用血府逐瘀汤加减。后期水血互结证，治以养阴增液，活血利水，方用生蒲黄汤合猪苓散加减。瘀血日久不散则化而为水，即出现血瘀水停，在眼内主要表现为黄斑囊样水肿和继发性青光眼。治疗视网膜静脉阻塞继发黄斑水肿，同样可以按照视网膜静脉阻塞进行辨证论治，同时配合活血利水法，常用丹参、赤芍、川芎、泽兰、益母草、葛根、车前子、薏苡仁等药。本病后期，可加用山楂、陈皮、法半夏、昆布、海藻等化痰软坚散结药。

病案举例：王某，女，48岁。2014年10月23日就诊。右眼视力下降7天，加重2天，发病当日在某医院诊断为"右眼视网膜分支静脉阻塞"，口服西药治疗（具体用药不详），近2日视力下降加重而来就诊。诊见：右眼视力 0.15，左眼 1.0，右眼前段（−），眼底可见颞上支静脉周围呈放射状出血，黄斑部水肿，有黄白色点状渗出物，中心凹反光消失，左眼底（−）。发病前因事与人争吵，情志不舒。舌红，苔薄黄，脉沉细。西医诊断：右眼颞上支静脉阻塞并黄斑水肿。中医辨证为气滞血瘀水停证。治宜理气通络、活血利水，方用血府逐瘀汤加减。处方：桃仁 10g，红花 5g，当归 10g，川芎 5g，赤芍 10g，川牛膝 10g，柴胡 10g，枳壳 10g，生地黄 15g，茯苓 10g，泽泻 10g，山楂 10g，郁金 10g，三七粉 3g（冲服）。服 10 剂后复诊，右眼视力 0.2，右眼底出血少部分吸收，未见鲜红色新鲜出血灶，黄斑部水肿减轻，原方加丹参 15g，车前子 10g（包煎），煎服 15 剂后复查，右眼视力 0.3，眼底出血大部分吸收，黄斑水肿明显减轻，继续服药 7 剂，右眼视力 0.3，眼底出血基本吸收，形成白色机化灶，黄斑水肿消失。

颜某，男，30 岁，于 2014 年 09 月 23 日因"右眼视力突然下降 4 天，左眼胀痛半年"在中南大学湘雅三医院眼科门诊就诊，当时检查视力（矫正）右 0.6，左 0.8；眼压右 19mmHg，左 36mmHg；查眼底右眼见视乳头周散在出血，视乳头周围及血管弓处火焰状出血，视乳头水肿；左眼 C/D0.4。右眼 OCT 示右黄斑区鼻侧网膜增厚，考虑水肿。FFA 提示：CRVO（右）。诊断：①右眼视盘血管炎（静脉阻塞型）；②右眼视网膜中央静脉阻塞；③左眼青光眼。患者于 09 月 25 日予右眼球后注射曲安奈德，口服灯盏生脉胶囊及和血明目片。26 日检查视力，右 0.3，左 0.6；眼压右 14mmHg，左 28mmHg，观察后患者视力自觉未见明显好转，于 2014 年 10 月 24 日右眼注射"康柏西普"，又分别 于 2014 年 11 月 25 日、2014 年 12 月 30 日、2015 年 2 月 13 日、2015 年 3 月 19 日注射康柏西普，自觉注射后效果较好，但药效不持久，右眼矫正视力维持在 0.3～1.0，视力变化较大，OCT 检查黄斑水肿多波动在330～430um之间。2015年4月23日右眼注射Avastin（阿瓦斯汀），效果不明显。4月29日视力，右0.6，左1.0，球后注射曲安奈德，患者自觉效果不佳。于2015年5月11日来我院门诊就诊，患者"右眼视力下降半年余"，已患视网膜中央静脉阻塞8月余。舌红紫，苔薄腻，脉弦涩，查视力，右0.6，左1.2，双外眼（－）。散瞳后眼底检查：右眼视盘充血水肿，视网膜静脉迂曲，网膜上散在小片状出血。诊断：①视网膜中央静脉阻塞（右）；②视盘血管炎（右）；③屈光不正（双）。治疗：①散血明目片8片，日3次；②中药处方：柴胡10g，生地黄15g，赤芍10g，川芎10g，红花6g，蒲黄15g，三七3g，牛膝15g，桔梗10g，益母草15g，车前子15g，泽兰10g，金银花15g，甘草5g，7剂，日1剂，煎服，分两次温服。

复诊：2015年5月18日，患者自觉视力逐渐好转，续予前方再进7剂，黄斑及视乳头水肿逐渐减轻，患者用中药汤剂及注射"康柏西普"结合治疗，分别于2015年6月26日、2015年7月27日、2015年09月1日注射"康柏西普"，右眼矫正视力稳定在0.6～1.0，左眼矫正视力1.0～1.2，黄斑及视乳头水肿减轻。

2015年9月7日（注射"康柏西普"后6天），视力：右1.0，左1.0，右眼视乳头水肿，边界欠清，静脉迂曲，黄斑中心凹反光清。治疗：①散血明目片8片，日3次；②中药处方：柴胡10g，生地黄15g，赤芍10g，川芎10g，当归尾12g，蒲黄10g，三七3g，茯苓15g，益母草15g，白术10g，甘草5g，车前子60g，栀子10g，牡丹皮10g，日1剂，煎服，分两次温服。

2015年11月23日（眼内注药后6天），视力：右1.0，左1.2，眼部检查同前。治疗：①中药处方：柴胡10g，生地黄15g，赤芍10g，川芎10g，当归尾12g，蒲黄10g，三七3g，茯苓15g，益母草15g，白术 10g, 甘草 5g, 车前子 30g, 栀子 10g, 牡丹皮 10g, 日 1 剂, 煎服, 分两次温服; ②散血明目片 3 盒。

2016 年 2 月 22 日（眼内注药后 48 天），视力：右 1.0，左 1.2。治疗：①复方丹参滴丸 3 丸，日 3 次；②中药处方：柴胡 10g，牡丹皮 10g，赤芍 15g，车前子 45g，当归 10g，蒲黄 15g，三七 3g，茯苓 15g，益母草 15g，白术 10g，薄荷 6g，萹蓄 15g，栀子 15g，日 1 剂，煎服，分两次温服。此后一直服用此方至今，已 6 年未眼内注射药物，患者右眼矫正视力稳定在 1.0 ～ 1.2 之间，2023 年 2 月复查视力稳定在 1.2，一直未反复。

按：患者青年男性，突然出现右眼视物模糊，中医辨病属于暴盲之络瘀暴盲，多因眼底脉络瘀阻，血不循经，溢于络外，导致视力突然下降。可因情志郁结，肝失调达，气滞血瘀，血溢脉外而遮蔽神光，或年老体弱，阴气渐衰，劳视竭思，房劳过度，暗耗经血，阴虚阳亢，气血逆乱，血不循经，溢于目内，或因嗜食烟酒，辛辣厚味，痰热内生，上扰目窍，血脉瘀阻出血而成。

患者视力骤降，平素眼睛胀痛不适，舌红紫，苔薄腻，脉弦涩，辨证属气滞血瘀，治以理气活血，止血通络，方以血府逐瘀汤加减。方中红花活血化瘀，生地黄凉血养阴，川芎行气活血，赤芍活血化瘀，柴胡行气疏肝，三七活血止血，使离经之血归经；蒲黄止血，牛膝活血化瘀，祛瘀生新，引水下行，桔梗牛膝一升一降，宽胸行气；患者反复出现黄斑囊样水肿，故常用车前子、泽兰、益母草、萹蓄、茯苓等利水渗湿药以消肿，特别重用车前子，有时达 60g；视盘水肿，故用金银花、栀子等清热。患者服用此方加减 1 年余后，眼底出血、渗出吸收，黄斑水肿消退，眼内注射药物周期逐渐延长，视力保持稳定。

二、糖尿病视网膜病变所致黄斑水肿[2,3]

　　黄斑属脾,"诸湿肿满,皆属于脾"。糖尿病视网膜病变所致黄斑水肿往往首先责之于脾。脾失健运,清阳不升,浊阴不降,水湿内生,水湿郁久化热,湿热羁留,燔灼津血,伤阴耗气,气虚推动无力,故瘀血、痰浊、水湿内停;阴虚内热,耗津灼液,则瘀血内生。故对于糖尿病视网膜病变所致黄斑囊样水肿的治疗主要从脾、从虚、从瘀、从水论治。临床辨证常分为脾失健运证、肝肾阴虚证、气阴两虚证,同时考虑黄斑水肿乃水瘀互结所致,往往需配合活血利水法。脾失健运证治以健脾益气、利水渗湿,方用参苓白术散加减;肝肾阴虚证治以补益肝肾,活血利水,方用杞菊地黄丸加减;气阴两虚证治以益气养阴,活血利水,方用加味补阳还五汤加减。

　　病案举例:袁某,男,64岁。2012年7月17日就诊。双眼前黑影、视力下降半个月。发现"糖尿病"已5年,无规律服用降血糖药物。诊见:视力,右眼0.6,左眼0.5,双眼前段(-),双眼底视乳头边界清楚,视网膜可见数个微血管瘤及出血斑,黄斑水肿,反光增强,黄斑部可见黄白色渗出物。FFA检查示双眼糖尿病视网膜病变(单纯性,2期),空腹血糖8.5mmol/L。全身兼见烦渴多饮,口干咽燥,短气乏力;舌红,有瘀点,脉涩。西医诊断:①双眼黄斑水肿;②双眼糖尿病视网膜病变。中医辨证为气阴两虚证。治宜益气养阴、活血利水,方用加味补阳还五汤加减。处方:黄芪30g,山药15g,党参15g,生地黄15g,麦冬10g,五味子10g,丹参15g,益母草12g,川芎9g,车前子15g,泽泻12g,猪苓12g,天花粉12g,黄连5g,山楂15g,鸡内金10g。先后去川芎加墨旱莲10g,三七粉3g(冲服)、昆布

10g、海藻10g等，共服药42剂，并口服二甲双胍降血糖，到2012年7月17日复查时，视力右眼0.8，左眼0.8，双眼底黄斑水肿消退，出血大部分吸收，黄斑部黄白色渗出物少许存在。

三、眼外伤及内眼手术后所致黄斑水肿

眼外伤或内眼手术后，眼部络脉阻滞，气血运行不畅，津液不能正常输布，积聚于黄斑，导致组织水肿，神光遮蔽，视力下降。治以活血化瘀、利水明目为大法，活血为治其本，利水为治其标，通过活血可以疏通脉络，使津液正常运行，同时亦可起到利水的作用。常用桃红四物汤合四苓散加减治疗。外伤初期加防风、柴胡、藁本祛风明目；合并有视网膜下出血者，血色鲜红加白茅根、炒蒲黄、三七粉凉血止血，血色暗红加生蒲黄、丹参、三七粉活血祛瘀；眼球胀痛或刺痛明显者加香附、郁金理气止痛。王祎成等[4]采用自拟中药行气活血利水消肿法（赤芍10g，川芎10g，丹参15g，山药30g，楮实子15g，茯苓10g，泽泻10g，防己10g，防风10g，甘草6g）治疗白内障术后黄斑水肿56例，56例（56眼）黄斑水肿患者中，显效11例（19.64%），有效38例（67.86%），无效7例（12.50%），总有效率87.50%。

病案举例：范某，男，64岁。于2014年7月12日就诊。主诉：右眼白内障摘除术后视力下降3天。患者于2014年6月5日在我科接受右眼白内障超声乳化摘除术联合人工晶体植入术，出院时查视力右眼0.8，左眼0.3。现经检查，视力右眼0.4，左眼0.3。右眼角膜透明，前房清亮，人工晶体位正透明，右眼底见黄斑水肿、反光增强，左眼晶状体混浊。双眼视力验光加镜无助，眼压右眼13mmHg，左眼14mmHg，FFA检查示右眼静脉期黄斑区毛细血管渗漏，造影晚

期呈现花瓣状的强荧光。舌淡有瘀点，脉涩。西医诊断：①黄斑水肿（右）；②白内障术后人工晶体眼（右）；③老年性白内障（左）。中医辨证为气滞血瘀水停证。治宜活血化瘀，利水明目。治疗经过：方用桃红四物汤合四苓散加减。处方：桃仁10g，红花5g，当归10g，生地黄15g，川芎5g，赤芍10g，茯苓10g，泽泻10g，猪苓10g，白术10g，甘草5g。服药21剂，右眼黄斑水肿大部分消退，视力提高到0.6，患者第三次就诊时诉双眼干涩不适，加入枸杞子、决明子等，再服药14剂，右眼黄斑水肿消退，视力提高到0.8。

四、慢性炎症所致黄斑水肿

慢性炎症所致黄斑囊样水肿，主要有葡萄膜炎、视网膜血管炎等。体内湿热蕴结，湿热与气血相搏，阻于血络，气血运行不畅而成瘀，湿浊、瘀血凝结上泛于目，产生视网膜及黄斑水肿。治宜清热利湿，祛瘀化浊，方用三仁汤加桃仁、红花、丹参等活血之品。热盛者，加黄芩、栀子以增清热之效；大便秘结者，加熟大黄以泻火通便；黄斑部水肿、渗出明显者，加车前子、泽泻等以加强利水化浊之功效。

我们在运用活血利水法治疗黄斑水肿中，最显著的特点是重用车前子，取其利水明目之功，常用量为20～30g，最大剂量可达60g，治疗黄斑水肿可收意想不到之效。车前子性微寒，味甘，归肾、肝、肺经。功效为清热利尿，渗湿通淋，明目，祛痰；用于水肿胀满、小便不利、热淋涩痛、尿血、暑湿泄泻、目赤肿痛、视物昏暗、痰热咳嗽等。在长期临床实践中，车前子被认为是常用、有效的利尿中药。中医虽无黄斑囊样水肿的病名，但对于黄斑水湿停滞，引起视物模糊视物变形早有认识。《景岳全书》曰："凡水肿等证，乃肺、脾、肾三脏相干之病。盖水为至阴，故其本在肾；水化于气，故其标在肺；水惟畏土，故其制在脾。今肺虚则气不化精而化水，脾虚则土不制水而反克，肾虚则水无所主而妄行……"耿放等[5]的研究表明，车前子具有利尿作用，是能增加水、电解质排泄的利尿药。张杰等[6]提出车前子能有效降低高脂血症大鼠的血脂水平，提高其抗氧化能力。曾金祥等[7]的实验表明，车前子醇提物能够降低高尿酸血症模型小鼠的血尿酸含量，改善高尿酸血症小鼠的肾脏功能。抑制XOD与ADA活性并下调肾脏尿酸转运体mURAT1 mRNA的表达，可能是车前子降低高尿酸血症小鼠血清尿酸水平的机制。邵绍丰等[8]的研究提出，单味中药金钱草、石韦、车前子对大鼠肾结石有良好的肾保护作用，促进尿中草酸钙结晶排泄可能是其作用机制。查阅相关文献可知车前子有改善肾功能、利水之效，为应用其治疗黄斑囊样水肿提供了分子生物学理论依据。我们在近30年的临床诊治中，配伍或重用车前子治疗黄斑囊样水肿，取得了满意的临床疗效。

参考文献

[1] 彭清华. 活血利水法为主治疗视网膜静脉阻塞的临床研究 [J]. 中国中医眼科杂志，1994，4（4）：206-209.

[2] 熊静，彭清华，吴权龙，等. 益气养阴活血利水法治疗单纯性糖尿病视网膜病变临床观察 [J]. 中国中医眼科杂志，2009，19（6）：311-315.

[3] 曾志成，彭清华. 中药汤剂口服联合玻璃体内注射曲安奈德治疗非增生性糖尿病视网膜病变弥漫性黄斑水肿30例临床观察 [J]. 中医杂志，2015，56（11）：937-940.

[4] 王祎成，王静.自拟中药行气活血利水消肿法治疗白内障术后黄斑水肿56例[J].中国社区医师（医学专业），2012，14（24）：208-209.

[5] 耿放，孙虔，杨莉，等.车前子与车前草利尿作用研究[J].上海中医药杂志，2009（8）：72-74.

[6] 张杰，李兴琴，王素敏，等.车前子对高脂血症大鼠血脂水平及抗氧化作用的影响[J].中国新药杂志，2005（3）：299-301.

[7] 曾金祥，魏娟，毕莹，等.车前子醇提物降低急性高尿酸血症小鼠血尿酸水平及机制研究[J].中国实验方剂学杂志，2013（9）：173-177.

[8] 邵绍丰，张爱鸣，刘耀，等.单味中药金钱草、石韦、车前子对大鼠肾结石肾保护作用的实验研究[J].浙江中西医结合杂志，2009（6）：342-344.

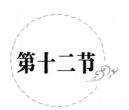

第十二节

活血利水法治疗外层渗出性视网膜病变

外层渗出性视网膜病变又称视网膜毛细血管扩张症，或称coats病，是以视网膜出现大量黄白色渗出和血管异常为临床特征的眼底疾病。好发于少年男性，少数见于成年人，多为单眼发病。病程缓慢，呈进行发展。

本病在古代和现代中医眼科书籍里均无认识，至今亦少见有关中医药治疗本病的研究报道。在中医文献中尚无直接对应的病名记载。中医学"视瞻昏渺""云雾移睛""视惑"等病证过程或可出现与本病相类似的症状。

中医认为本病多因先天禀赋不足，精血无以上承，目失所养；或肾精亏乏，水不济火，心火上扰，灼伤络脉；或饮食不节，脏腑精气不能上荣于目；或脾失健运，水湿内停，日久蕴积成痰，痰瘀互结，脉络受阻等，导致目内渗出、出血及络脉异常。

临床表现：早期病变未累及黄斑部而不影响视力，后渐现视物模糊，眼前可有黑影飘动。体征可见：眼底检查见视网膜多量形态各异黄白色渗出物，以颞侧多见；渗出灶附近常有点状发亮的胆固醇结晶，以及点状、片状出血灶；病变区血管迂曲扩张或呈梭状或囊状或球状；部分病例伴有新生血管或血管异常吻合。可并发视网膜脱离、增生性玻璃体视网膜病变、虹膜睫状体炎、并发性白内障和继发性青光眼等。

本病早期可行激光光凝和冷凝治疗；糖皮质激素治疗疗效不确切，早期应用可促进视网膜水肿和渗出的吸收，但不能控制病情进展。中医辨证治疗可稳定部分患者的视力。

中医辨证常分为脾虚气弱证、痰瘀滞结证和肾精亏虚证三型。

脾虚气弱证：健脾益气，活血祛瘀。方用益气聪明汤加减（黄芪10g，黄柏10g，甘草6g，人参10g，升麻10g，葛根15g，白芍10g，蔓荆子10g）。渗出明显者，加琥珀、瓜蒌子、桔梗、海螵蛸等以化痰散结；瘀血多者，选加赤芍、丹参、三七等以活血祛瘀。

痰瘀滞结证：化痰散结，活血祛瘀。方用温胆汤合桃红四物汤加减（陈皮6g，法半夏10g，竹茹10g，枳实10g，桃仁10g，红花6g，当归10g，川芎10g，生地黄15g，赤芍10g，甘草6g）。胃纳差者，去生地黄，加白术、苍术、鸡内金健脾醒胃；新鲜出血者，去桃仁、红花，选加生蒲黄、仙鹤草、茜草、栀子炭等以凉血止血；渗出多者，加鸡内金、苍术、厚朴以燥湿散结；有机化物形成者，选加昆布、海藻、五味子、桔梗、瓜蒌子、海螵蛸、龙骨、牡蛎等软坚化痰散结。

肾精亏虚证：滋补肝肾，益精明目。方用驻景丸加减（菟丝子15g，枸杞子10g，金樱子10g，楮实子10g，茺蔚子10g，五味子10g，紫河车粉10g，生三七粉3g，木瓜10g，寒水石10g）。出血、渗出物日久不消者，选加黄芪、五爪龙、泽兰、丹参等以益气祛瘀。

我们根据近10年来收治的9例本病患者的临床治疗观察，认为此病应属中医"暴盲"范畴，其病因病机为阴虚内热，血瘀水停，故治疗宜水血同治，采用养阴清热、活血利水法，方用桃红四物汤合四苓散加减，常用生地黄、栀子、玄参、当归尾、川芎、赤芍、地龙、牛膝、茯苓、车前子、泽泻、枸杞子、益母草等药。所治9例10只眼，均取得了满意疗效，患者视力提高，玻璃体积血及视网膜出血、渗出吸收，视网膜平复，但有部分患眼的眼底存有机化条带。

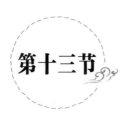

第十三节

活血利水法治疗缺血性视神经病变

缺血性视神经病变（ischemic optic neuropathy，ION）是指营养视神经的血液循环障碍导致的视神经急性缺血性病变，多发于中年以上患者。本病可分前部缺血性视神经病变（anterior ischemic optic neuropathy，AION）及后部缺血性视神经病变（posterior ischemic optic neuropathy，PION）。前者是供应视盘筛板区的睫状后短动脉缺血所致，表现为突然视力障碍和眼底视盘水肿，曾称血管性假性视盘炎或视神经乳头卒中；后者为筛板后至视交叉间的视神经血管发生急性缺血造成的视神经病理损害，早期表现仅有视功能障碍，无视盘水肿，故有称其为球后缺血性视神经病变的。临床上 AION 比 PION 明显多见，约占90%，无论 AION 或 PION，均有动脉炎性和非动脉炎性的分别，并最终会发生不同程度的视神经萎缩。

根据视功能损害程度，中医眼科将本病归属"目系暴盲"或"视瞻昏渺"范畴。

中医认为本病多因素禀阳亢之体，阴不制阳，冲逆为害，络损脉阻；或因情志郁闷，肝郁气滞，血瘀脉阻；或因年老或劳伤久病，肝肾阴亏，虚火上扰，血脉不畅；或因产后、创伤或手术后失血，气血双亏，目失所养。总之，本病的病理机制为血脉不通，目系失用。

临床表现：多为单眼无痛性视力突然下降，常发生在睡眠后。部分患者可感觉到眼前某一方位有阴影遮挡或视野缩小。体征可见：患眼瞳孔 RAPD（+），眼底检查可见视盘轻度水肿，可全视盘或视盘某一区域水肿，有局限性苍白区，视盘旁有小片状出血。水肿消退后可有节段性或弥漫性视神经萎缩。双眼先后发病者，可见一眼视盘水肿，另一眼视神经萎缩。但 NPION 无视盘水肿，仅晚期出现视神经萎缩。

我们在临床上常采用活血利水法治疗本病，取得了较好疗效。基本方：桃仁6g，红花6 g，当归10g，赤芍10g，川芎10g，车前子30g（包煎），泽兰10g，茯苓20g，生黄芪15g，柴胡12g，郁金10g，香附

12g，生甘草10g。气血两亏者，加党参10g，白术10g，鸡血藤15g；肝肾不足者，加枸杞子20g，山茱萸10g，菟丝子20g。发病早期配合球旁注射654-2注射液（盐酸消旋山莨菪碱注射液）5mg及地塞米松注射液2.5mg；静脉点滴维脑路通注射液0.4g，三磷酸腺苷注射液40mg，辅酶A注射液100U。

讨论：

缺血性视神经病变早期属中医视瞻昏渺或暴盲范畴，后期属青盲。与肝肾关系密切，肝藏血，主疏泄，性喜调达，开窍于目；肾藏精，精生髓，脑为髓海，眼与脑通过目系相连，目之所视经过目系悉归于脑，精血充足，目得血则能视。若肝气郁滞，气机不畅，精血不能上荣于目则视物模糊，气血郁滞，水湿内停产生水肿，故组方以活血化瘀、行气利水为主。"气为血帅，气行则血行。"因此佐以黄芪扶正助阳，鼓动气血运行。《审视瑶函》曰："血盛则玄府得通利，出入升降而明，虚则玄府不能出入升降而昏。"后期水肿消退，瘀血吸收，则采用养血活血、滋补肝肾法治疗，以收其功。

他人应用活血利水法治疗眼科疾病

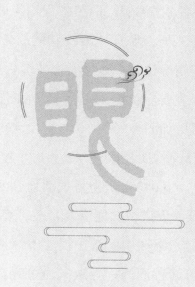

一、青光眼

李明飞等采用疏肝活血利水法治疗难治性青光眼，将青光眼患者22例38眼（原发性开角型青光眼16例27眼，慢性闭角型青光眼术后6例11眼）随机分为中西药联合治疗组和西药对照组，对治疗前后症状、眼压、眼底、视野等变化情况进行评估。两组疗程均为3个月。结果治疗组有效率为80%，对照组有效率为67%（$P < 0.05$）。结论：疏肝活血利水法治疗难治性青光眼有显著疗效[1]。

张旭等采用益气活血利水法治疗原发性开角型青光眼，将44例原发性开角型青光眼患者随机分为治疗组23例和对照组21例。对照组滴用0.5%噻吗心安眼液治疗，治疗组在对照组基础上配合益气活血利水方：黄芪15g，白术12g，当归10g，川芎10g，丹参15g，赤芍10g，车前子15g，赤小豆30g，钩藤30g，葛根30g，夏枯草10g。水煎取汁，每日1剂，早晚各1次温服，两组疗程均为12周。观察并比较两组患者的视力、眼压、视野及临床主要症状的改善情况。结果：治疗后，两组患者的视力改善情况比较，差异无统计学意义（$P > 0.05$）；两组患者的平均眼压、临床主要症状积分较治疗前均明显下降（$P < 0.05$），且治疗组较对照组降低更加明显（$P < 0.05$）；治疗组患者的视野平均缺损和模式标准差较治疗前均明显改善（$P < 0.05$），而对照组患者较治疗前则无显著差异（$P > 0.05$）。认为益气活血利水法能降低原发性开角型青光眼患者的眼压，促进视功能恢复，改善患者临床症状。

张旭等认为，青光眼在中医学中属"五风内障"范畴，是由于阴阳偏盛、气机失调等诸种原因，导致气血失和，经脉不利，目中玄府闭塞，气滞血瘀，神水瘀积而发病。原发性开角型青光眼与中医学古籍中的"青风内障"相似。《太平圣惠方》谓："青风内障，瞳人（神）虽在，昏暗渐不见物。"《证治准绳》谓："青风内障证，视瞳神内有气色昏蒙，如晴山笼淡烟也。"其病因病机为"凡阴虚血少之人，及竭劳心思，忧郁忿恚，用意太过者，每有此患"。而《秘传眼科龙木论》认为，青风内障是因"五脏虚劳所作"。近年来，多位学者的研究表明，血管自身调节功能及供血异常是导致原发性开角型青光眼患者视功能受损的原因之一。故本研究采用益气活血利水法调节机体的气血功能，降低眼内压，恢复受损的视功能。方中黄芪味甘性温，益气为君；白术助黄芪健脾补气；血为气之母，故用当归补血养血；丹参、赤芍、当归行气消滞、活血化瘀；川芎乃血中之气药，有行气、活血双重功效；车前子、赤小豆利水降眼压。此外，葛根具有升阳、活血、通络的作用；夏枯草具有调节血管舒缩、改善血液流变学的作用。以上药物配伍应用，一方面可疏通目中瘀滞之脉络，加快房水排出，降低眼压；另一方面可改善眼内血液循环和视神经轴浆流，增加视神经的血液供应，提高视细胞的耐缺氧能力及兴奋性，使部分尚未造成不可逆损害的神经节细胞恢复功能[2]。

梁凤鸣等采用活血利水法治疗慢性开角型青光眼。中医诊断：双眼青风内障。西医诊断：双眼慢性开角型青光眼。辨证为脉络瘀阻，神水积滞，治当活血利水，兼以平肝。药用丹参30g，石决明25g，赤芍、川芎、葛根、车前子、薏苡仁各15g，红花、生地黄、当归、僵蚕、地龙各10g，防风、麻黄各5g。水煎分服，每日1剂。结果：服10剂后复诊，右眼胀感消失，余同前，上方去防风，加大血藤10g，煎服10剂后，双眼视力1.0，双眼压均为20.55mmHg，半年中未出现眼胀，视力维持1.0左右[3]。

朱忠才等采用活血利水法治疗开角型青光眼：局部滴用噻吗心安滴眼液，3月后无改善。后采用活血利水法，给予中药：茯苓30g，猪苓15g，车前子20g，黄芪15g，红花10g，地龙15g，赤芍10g，生地黄20g，白芍20g，甘草5g，每日1剂，早晚分服。10天后，患者自觉眼部胀痛明显减轻，眼压降低。原方加减（加减中药不详）继服2个月，随访半年，眼压在正常范围内，视力有所提高。

朱忠才等采用活血利水法治疗闭角型青光眼术后眼压回升：患者行左眼青光眼巩膜咬切术，术后眼压回升，予以活血利水法治疗，药用：红花15g，赤芍15g，地龙15g，丹参30g，茯苓30g，泽泻10g，泽兰10g，槟榔10g，猪苓15g，葛根20g，夏枯草15g，甘草5g，每日1剂，分2次温服。同时用0.5%噻吗心安眼药水，每日1次。服药10剂后，左眼视力0.3，至1个月时视力增至0.5，视野扩大约5°，眼压稳定。停用噻吗心安眼药水，继服中药，加减治疗20天，眼压控制在正常范围内，视力增至0.7，视野扩大约10°，视盘动脉搏动未再出现，杯盘比未变。随访1年，眼压未回升，视力稳定[4]。

秦大军采用活血利水法治疗原发性青光眼，药用泽兰10g，丹参30g，鸡血藤30g，乌药10g，葛根20g，桂枝10g，槟榔10g，猪苓10g，泽泻10g。水煎服，每日1剂。同时用0.5%噻吗心安眼药水，每日滴1次，1次1滴。结果：每周测1次眼压，至第2周时眼压降至21mmHg以内，视盘动脉搏动消除，视力增至0.3。至1个月时视力增至0.5，视野扩大约5°，眼压稳定。停用噻吗心安眼药水，仅服前中药，仍每日1剂，治疗27天，眼压在正常范围内，视力增至0.7，视野扩大约10°，视盘动脉搏动未再出现，杯盘比未变[5]。

二、玻璃体积血

曾明葵用养阴活血利水法治疗玻璃体积血15例，基本方为生地黄30g，阿胶15g（烊化）、墨旱莲30g，玄参20g，栀子10g，丹参30g，益母草20g，生蒲黄20g，三七粉3g（兑服）、猪苓12g，茯苓20g，车前子12g，泽泻12g，每日1剂，水煎2次，温服。外伤积血者，去阿胶、玄参，加蒺藜、密蒙花、川芎、防风；视网膜静脉周围炎者，加白及、白蔹；视网膜静脉阻塞者，加地龙、川芎、葛根；视网膜血管炎者，加金银花、连翘、白及；失眠多梦者，加首乌藤、石决明、牡蛎；病久机化者，加昆布、海藻、枳壳、桔梗；脾虚纳呆者，去阿胶、玄参，加神曲、白术、陈皮；腰酸耳鸣肾虚者，加枸杞子、菟丝子、楮实子；血脂偏高者，加首乌、山楂。结果积血全部吸收者6例，部分吸收者9例[6]。

朱忠才等采用活血利水法治疗玻璃体积血：方予桃仁10g，红花10g，当归20g，生地黄20g，赤芍10g，三七6g（冲），夏枯草20g，白芍30g，茜草15g，3剂，每日1剂，水煎服。患者1剂后见效，后2剂无进展。后加用猪苓15g，车前子15g（包），茯苓10g，服用后明显见效。共用21剂，玻璃体积血全部吸收，患者视力恢复至1.0[4]。

三、视网膜静脉阻塞

罗建国用活血利水明目汤治疗视网膜静脉阻塞，治疗组40例40只眼，口服活血利水明目汤（丹参30g，葛根100g，茯苓15g，泽泻10g，白术10g，薏苡仁30g，黄芪80g，车前子15g，枸杞子20g，决明子15g）；复方丹参注射液20mL加入低分子右旋糖酐500mL，静脉滴注，1日1次。对照组30例30只眼，用维脑路通0.4g，加入低分子糖酐500mL，静脉滴注，1日1次，口服潘生丁100mg，日3次，强的松30mg，晨服1次。两组中高血压者口服尼莫地平片，糖尿病者口服降糖药和各种维生素类。结果治疗组治愈28例，好转5例，无效7例；对照组治愈10例，好转6例，无效14例。两组比较有显著差异，活血利水明目汤治疗该病疗效好，无不良反应，无禁忌证[7]。

梁凤鸣认为视网膜静脉阻塞黄斑囊样水肿的治疗应以行气活血利水、益气活血利水和补肾活血利水法为主。气滞血瘀水停者多已病久，伴有情志抑郁、多虑、易怒、口苦等症。治以疏肝行气，活血利水。常用方药：柴胡10g，白芍10g，茯苓15g，陈皮10g，法半夏10g，枳壳10g，车前子15g，泽兰15g，水蛭10g，益母草15g，葛根15g，昆布15g，薏苡仁20g，山楂15g。气虚血瘀水停者常有气短乏力、纳差等症。治以益气活血利水，常用方药：黄芪30g，党参15g，白术10g，法半夏10g，山药20g，车前子15g，泽兰15g，水蛭10g，砂仁10g，葛根15g，莲子15g，薏苡仁20g，山楂15g。肾虚血瘀水停者首先应当分清阴虚、阳虚，在辨证论治的基础上加用活血利水药物，若无明显阴阳偏盛表现，常以驻景丸加减以平补肝肾、活血利水。常用方药：枸杞子20g，茺蔚子15g，楮实子15g，山药15g，丹参20g，泽兰15g，水蛭10g，益母草15g，葛根15g，全蝎3g，虻虫10g，山楂15g[8]。

四、糖尿病视网膜病变

梁俊芳等观察活血利水法联合倍频固体激光治疗糖尿病弥漫性黄斑水肿的临床疗效。将42例糖尿病弥漫性黄斑水肿患者（55只眼）

随机分成中药（活血利水方，主要组成为：丹参15g，川芎12g，当归12g，牛膝12g，生地黄10g，泽泻12g，车前子15g，猪苓、茯苓各12g，柴胡6g。每日1剂，水煎2次，分2次服，连续服用30～60日）联合激光光凝组（28眼，联合组），单纯激光光凝组（27眼，光凝组）。观察治疗前后患眼视力、眼底水肿情况以及眼底荧光素血管造影的变化，随访6个月。结果：联合组视力提高18眼（64.28%），视力不变6眼（21.43%），视力下降4眼（14.29%）；水肿减轻22眼（78.57%），水肿未退6眼（21.43%）。光凝组视力提高8眼（29.63%），视力不变13眼（48.15%），视力下降6眼（22.22%）；水肿减轻10眼（37.04%），水肿未退17眼（62.96%）。认为活血利水法联合倍频固体激光治疗糖尿病弥漫性黄斑水肿疗效确切，具有标本兼治、安全可靠和不良反应少等优点[9]。

李游介绍接传红采用益气活血、温阳利水法治疗糖尿病性黄斑水肿的临床经验，认为其主要病机是糖尿病从气阴两虚向阴阳两虚转化中所发生的血瘀目络和水湿内停，治疗中应益气活血与温阳利水并重以改善眼部微循环，主张辨病与辨证相结合，并依据黄斑水肿的轻重不同遣方用药，临床上应用自拟黄斑水肿方（黄芪，白术，茯苓，陈皮，丹参，淫羊藿等）加减治疗。方中黄芪为君，有大补元气、补脾益肺之功，白术、茯苓、陈皮为臣药，健脾燥湿利水；丹参、淫羊藿等为佐使药，诸药并用，共举补气健脾、活血通络、温阳利水消肿之功。用药加减：对于新病者，接传红认为新发之糖尿病性黄斑水肿患者，气虚不似久病明显，多以血瘀水停为主，在用药时可相应减少黄芪用量，并相应重用活血化瘀利水之药，如三七、益母草等。《医学衷中参西录》载："三七，善化瘀血，又善止血妄行，为吐衄要药……兼治二便下血，女子血崩，痢疾下血鲜红久不愈……化瘀血而不伤新血，允为理血妙品。"近年来较多临床研究报道单用三七或联合其他中药可治疗多种血管疾病，且联合用药可加强三七活血化瘀效果，减低不良反应，较适宜应用于糖尿病性黄斑水肿患者并可降低眼底出血的发生率。糖尿病性黄斑水肿新病者往往不似视网膜中央静脉阻塞所伴发的黄斑水肿，水肿程度轻，此时多考虑与脾失运化有关，故方中并未用大量利水渗湿之药，而选黄芪、白术、茯苓，起到健脾益气利湿之功，且祛邪不伤正。对于久病者，久病之糖尿病性黄斑水肿患者气虚、血瘀、痰凝、水停等多种病理因素混杂，此时补气显得更为重要。张景岳认为：治水肿当以肾为本，以肺为标，其制在脾。脾气虚是多种水肿病的共有特点，所以在此重用黄芪意在补脾益肺。保持脾的健运，乃治疗水肿最为关键的一步。所谓培土生金，补土制水，五行生克之意也。同时，接传红认为在水肿久治不消且重时，多与痰瘀有关，常辅以海藻、昆布等消痰、利水、退肿[10]。

代丽娟等采用水血同治法治疗糖尿病视网膜病变，认为糖尿病视网膜病变眼底表现主要是出血、渗出、水肿、机化等有形之病变，不外"瘀"与"痰"。糖尿病视网膜病变出现痰、瘀的原因十分复杂，有外感而致，有内生而成，还有内外合邪及饮食药物七情等因素，均与糖尿病关系密切。糖尿病是一种慢性进行性终身性疾病，病程长，病情复杂，诸多变证，为痰、瘀的形成和变化奠定了基础。糖尿病视网膜病变初期，眼底表现以渗出水肿为主。其病因病机为阴虚内热，血瘀水停，故治疗宜水血同治，采用养阴清热、活血利水法，方用桃红四物汤合四苓散加减，常用生地黄、栀子、玄参、当归尾、川芎、赤芍、地龙、牛膝、茯苓、车前子、泽泻、枸杞子、益母草等，诸药合用可提高视力，使玻璃体积血及视网膜出血、渗出吸收。中期（即增殖前期或增殖初期），表现以出血及出血并发症为主。利水药不仅可消除水肿，降低眼压，且与活血药相辅，可加速血液循环及房水流出，加快眼内瘀血的吸收。但初期（3～5天以内），不可过用活血祛瘀药，而应以凉血活血为主，基础方为生蒲黄汤（生蒲黄、墨旱莲各25g，郁金、丹参各15g，牡丹皮、荆芥炭、生地黄各12g，川芎6g）。若虚火灼络者，多血色鲜红，量较少，伴见五心烦热，失眠多梦，口干，舌红少苔，脉细数，生蒲黄汤加知母、黄柏、北沙参等以滋阴降火。若气虚不摄者，除眼底出血外，全身伴见神疲倦怠，气短乏力，舌淡苔薄白，脉沉，生蒲黄汤加南沙参、黄芪、山药、茯苓等以益气摄血。因为出血之前病因多为"郁"，出血之后瘀血停留为患，故宜止血不留瘀。在出血后期则以活血化瘀、利水行气为主，方用桃红四物汤、血府逐瘀汤加减。糖尿病视网膜病变后期机化增殖，甚至发生增殖性视网膜病变。结合久病多瘀、痰瘀互结的理论，治疗上更应着重考虑瘀、痰、水三字，即破血祛瘀、痰瘀同治及水血同治。眼内出血瘀积，日久不化而成死血。治死血停留之疾，一般的活血化瘀药物已难担此任，而宜破血通络行瘀，首选通窍活血汤。其方麝香活血开窍通络，常用量为50～120mg，冲服，另可加地龙、三棱、莪术等药。常用二陈汤合桃红四物汤加减，或五苓散合血府逐瘀汤加减。若病属玻璃体积血，数月不愈，目无所见者，常加破血逐瘀药，如三棱、莪术、五灵脂、水蛭、虻虫等。疾病晚期，除同时结合全身辨证外，治当扶正散结，着重注意视网膜功能的恢复和机化物的清除。软坚散结主要从化痰散结、祛瘀散结、消食散结三方面考虑。祛瘀散结用于仍有死血残存者，常用药如三棱、莪术、水蛭等；化痰散结用于瘀血消散、机化明显者，常用药如浙贝母、海藻、昆布、半夏等；消食散结用于眼底机化形成伴胃纳欠佳者，常用药如炒山楂、鸡内金、炒麦芽等。3种软坚散结药在干血期常需合用，而软坚散结疗法又常与扶正明目方合用。常用方：

茺蔚子、楮实子、菟丝子、枸杞子、昆布、海藻、鸡内金、炒山楂各15g，浙贝母、郁金各10g，炮穿山甲5g，丹参30g[11]。

五、黄斑水肿

欧阳丽等采用益气活血利水中药配合曲安奈德球后注射治疗黄斑囊样水肿，将黄斑囊样水肿患者随机分为治疗组（25例，31只眼）和对照组（25例，30只眼），对照组采用曲安奈德40mg球后注射，每3周1次，共4次。治疗组在对照组治疗基础上予以加服益气活血利水之中药，组方为：黄芪、党参、当归、川芎、赤芍、丹参、牛膝、茯苓、白术、猪苓、泽泻、桂枝、夏枯草，每日1剂，水煎，分2次服。30天为1个疗程，连用3个疗程。结果：比较两组的疗效。结果治疗组总有效率83.9%，对照组总有效率30.0%，治疗组疗效明显优于对照组（$P < 0.05$）；治疗组视力改善、黄斑区水肿的吸收情况均好于对照组（$P < 0.05$）。结论：采用球后注射曲安奈德联合中药治疗黄斑囊样水肿效果好于单纯球后注射曲安奈德治疗。

欧阳丽等认为，本病多因病程迁延反复，脏腑功能失调，正气亏虚，故全身辨证以气虚为主，气虚不能推动血行，且久病入络，故见气虚血瘀之征；气虚推动乏力，水湿停聚，则眼底可见黄斑水肿，故本文拟以益气活血利水之中药为协定方，以达标本兼治之目的，方中用黄芪与党参以益气固表，白术、茯苓健脾渗湿，与黄芪配伍以增补气之功；猪苓、泽泻配伍以增利水渗湿之功，配以通阳利水之桂枝以促进黄斑水肿吸收；当归、川芎、赤芍、丹参、牛膝起行气活血之功，夏枯草清热散结以防局部纤维化[12]。

杜金铭采用健脾行气、活血利水法治疗黄斑囊样水肿，将入选的60例患者，随机分成观察组和对照组。观察组30例36只眼，对照组30例32只眼。对照组：单纯给予曲安奈德40mg球后注射，观察组中药内服配合球后注射。中药方剂组成：当归12g，白芍15g，柴胡12g，茯苓12g，白术12g，甘草9g，猪苓12g，泽泻9g，车前子15g。早期出血者，加生蒲黄15g（包煎）、白茅根30g，三七粉3g（冲服）；出血日久者，加水蛭12g，桃仁12g，红花12g，益母草12g；渗出多者，加茯苓10g，半夏9g；出现瘢痕者，加夏枯草15g，生牡蛎30g，海藻15g，三棱10g。观察2周、4周、6周、8周的疗效。观察治疗前后视力最佳矫正视力，眼底黄斑囊样水肿，眼底荧光血管造影，光学相干断层扫描（OCT），Amsler方格表检查等的变化情况。结果：健脾行气活血利水法治疗黄斑囊样水肿的总有效率为86.2%，治疗后视力有显著改善（$P < 0.05$），眼底黄斑囊样水肿治疗前后差异显著（$P < 0.05$），眼底血管渗漏率明显降低（$P < 0.05$），两组治疗前后OCT黄斑厚度明显改善（$P < 0.05$），Amsler方格表检查明显改善（$P < 0.05$）。黄斑囊样水肿的范围及程度发生巨大变化。结论：健脾行气、活血利水法对提高视力、改善眼底黄斑区病理体征、减少眼底血管渗漏等均取得了较为满意的疗效，具有良好的临床应用价值。

杜金铭认为，血瘀与水湿相互搏结是形成黄斑囊样水肿重要的病理因素，脾虚失运，水液停聚，炼津为痰；肝郁，血行不畅，而为瘀血，痰与血相搏结，痰浊血瘀，阻塞清窍，则目视不明，是引发黄斑囊样水肿的病机。本病主要由于脾虚肝郁而导致气机郁滞，无力推动血液、水液运行，水肿形成。治当健脾行气、活血利水，方药选用逍遥散合五苓散随证加减。逍遥散有疏肝解郁，健脾和营的功效；五苓散有温阳化气，利湿行水的功效。方中柴胡疏肝解郁使肝气调达；当归甘、苦、温，养血和血，白芍养血柔肝；木郁不达而致脾虚不运，故以白术、茯苓、甘草健脾益气，既能实土以御木侮，又使营血生化有源；猪苓、泽泻、车前子利水渗湿，以除湿弊。诸药合用，可收肝脾并治、化瘀除湿之功[13]。

六、中心性浆液性脉络膜视网膜病变

叶春红对27例脾虚水湿"中浆"患者进行活血利水法治疗，方药组成：桃仁15g，丹参15g，柴胡15g，茯苓15g，泽泻15g，车前子15g，红花10g，牛膝10g，甘草10g，黄柏10g，当归15g。加减变化：如果黄斑水肿重则重用茯苓、泽泻、车前子，后期水肿消退为促进视力恢复加石斛、枸杞子、麦冬。每日1剂，10天1个疗程，2～5个疗程后进行评价。结果2～5疗程后总有效率92.6%。经2个疗程治疗，治愈8例占29.6%，好转15例占55.5%；累计4个疗程，治愈19例占70.3%，好转6例占22.2%；无效2例占7.4%。经1～4年随访未见复发病例，总治愈好转率为92.6%。认为脾虚水湿中浆患者经活血利水中药治疗效果满意[14]。

罗建国对"中浆"患者治疗组采用基础方活血利水明目汤：丹参30g，葛根60g，茯苓15g，泽泻10g，白术15g，车前子15g，枸杞子20g。肝郁气滞型加郁金、柴胡、枳壳、合欢皮各10g；肝经郁热型加栀子、木贼、柴胡、菊花各10g；痰浊上泛型加薏苡仁30g，石菖蒲10g，砂仁8g，半夏10g；阴虚火旺型加知母15g，黄柏、山茱萸、桑椹各10g，女贞子15g。每日1剂，水煎，分2次口服。对照组用肌苷片0.2g，日3次，芦丁片20mg，日3次，维脑路通片0.2g，日3次，普罗妥碘注射液2mL，肌内注射，1日1次。两组病例均以1个月为1疗程。治疗组治愈60例63只眼，治愈率为90.91%；好转4例5只眼，好转率为6.06%；无效2例4只眼；总有效率为96.97%。对照组治愈12例12只眼，治愈率为40%；好转9例10只眼，好转率为30%；无效9例10只眼；总有效率为70%。治疗组的治愈率、总有效率、治愈时间等明显优于对照组（$P < 0.05$），有显著性差异[15]。

李树星等用益气活血利水的复方马钱子注射液（成分：红花100g，当归188g，地龙188g，葛根188g，川芎124g，黄芪625g，鸡血藤188g，穿山甲（已禁用）124g，马钱子总碱2g，共制成2000mL）治疗中心性浆液性脉络膜视网膜病变58例64眼，采用复方马钱子注射液1支（2mL），肌内注射1～2次/日，10天为1个疗程；西药对照组采用钙剂、维生素A、维生素D、芦丁、维生素C、安妥碘等药物；中药对照组单服中药复方逍遥散。三组均治疗40天，每10天统计疗效1次。治疗组64眼，痊愈63眼（94%），好转1眼，总有效率100%。西药对照组29眼，痊愈15眼（57.7%），好转6眼，无效8眼，总有效率72.4%。中药对照组31眼，痊愈23眼（74.2%），好转6眼，无效2眼，总有效率93.5%。治疗组疗效明显优于中药及西药对照组，尤其是较西药对照组更明显，有显著性差异（$P < 0.01$）[16]。

洪波等用利水活血法治疗中心性浆液性脉络膜视网膜病变72例，以五苓散合桃红四物汤为基本方。药用泽泻15g，猪苓10g，茯苓10g，白术10g，桂枝6g，桃仁10g，红花6g，当归10g，川芎6g，赤芍10g，生地黄15g，7天为1个疗程，2个疗程后观察疗效。结果治愈58例，好转10例，无效4例[17]。

王利亚运用行气活血利水法为主治疗本病42例（62眼），基本方：当归10g，桃仁10g，丹参30g，川芎10g，赤芍10g，白芍10g，茺蔚子15g，香附子10g，茯苓10g，泽泻10g。肝肾阴虚者加枸杞子、知母、黄柏；阴虚火旺者加牡丹皮、栀子。配合常规口服维生素B₁、复方路丁片。结果：20例（28眼）全部达到临床治愈标准。其中治疗后视力0.3者3眼，0.5～0.7者3眼，0.8～1.0者10眼，1.2～1.5者12眼。疗程最短20天，最长90天，平均49天[18]。

张以庚采用行气活血利水法治疗中心性浆液性视网膜脉络膜病变30例42眼，药用当归10g，桃仁10g，丹参30g，川芎10g，赤芍10g，白芍10g，茺蔚子15g，枳壳10g，香附10g，茯苓10g，适当口服维生素B₁和复方路丁片。如兼肾阴亏损，阴虚火旺，头晕目眩，口干舌红，少苔可加枸杞子、女贞子、知母等；如兼有肝经郁热，头晕头痛，口苦，性情急躁，舌红可加牡丹皮、炙栀子等。结果：所有患者视力显著提高，自觉症状消失，眼底黄斑区病变消失或复发性病例有陈旧性色素，眼底荧光素血管造影无荧光素渗漏；其中视力0.3者4眼，0.5～0.7者3眼，0.8～1.0者18眼，1.2～1.5者17眼[19]。

李翔将60例60眼的中心性浆液性脉络膜视网膜病变患者均采用活血利水的血府逐瘀汤合五苓散加减治疗，方剂组成：柴胡、枳壳、桔梗、当归、川芎、赤芍、桃仁、红花、牛膝、生地黄、甘草、白术、桂枝、猪苓、茯苓、泽泻（具体剂量不详），方中柴胡、枳壳、桔梗疏肝行气，当归、川芎、赤芍、桃仁、红花、牛膝活血祛瘀，生地黄配当归养血润燥，甘草和中。用白术健脾除湿，输转脾精，运化水湿，桂枝以温命门之火，釜底加薪，一则助膀胱气化，二则助脾气蒸腾，使水湿借肾阳的蒸动而能运行，再用猪苓、茯苓、泽泻以"通调水道，下输膀胱",使水道畅通无阻,共奏理气活血化瘀、运脾除湿、化气行水之效。若苔黄、口臭、小便黄,去桂枝。结果:①经治疗6周后,治愈40例40眼,显效12例12眼,有效8例8眼,无效无。总有效率100%,显效率86.7%,治愈率66.7%。②治疗前后视力比较:治疗前0.3以下8眼,0.5～0.7者45眼,0.8～0.9者5眼,1.0～1.5者2眼;治疗后相应为0、8、12、40眼。③治疗前后视网膜水肿的变化:治疗前无水肿0眼,轻度水肿20眼,中度水肿34眼,重度水肿6眼;治疗后相应为48、12、0、0眼。④治疗前后视网膜渗出的变化:治疗前无渗出0眼,轻度渗出16例,中度渗出36例,重度渗出8例;治疗后相应为33、27、0、0眼。⑤眼底血管造影荧光素渗漏的变化:治疗前患眼均有渗漏,治疗6周后40眼无渗漏,20眼渗漏减少。结论:活血利水法是治疗中心性浆液性视网膜脉络膜病变的有效方法,值得进一步推广[20]。

　　宁交陶等观察健脾活血利水法治疗中心性浆液性脉络膜视网膜病变的临床疗效。将符合中西医诊断标准的40例中浆患者随机分成2组,治疗组和西药组各20例。治疗组:参苓白术散合生蒲黄汤加减(组方:党参30g,山药25g,白术20g,茯苓30g,薏苡仁30g,砂仁25g,泽泻12g,桔梗10g,生蒲黄25g,墨旱莲12g,牡丹皮12g,川芎15g,柴胡12g,郁金20g,甘草5g。药物加减:初期黄斑水肿明显,伴有渗出者,加大茯苓、薏苡仁、泽泻用量;对黄斑水肿减轻、渗出减少、中心凹反射未见者,加大党参用量;渗出难吸收,激光后复发,色素沉着者,选加海藻、昆布、夏枯草,每日1剂,150mL,每日3次);西药组给予西医常规治疗(口服维生素C 0.2g,复合维生素B 20mg,地巴唑20mg,ATP 20mg,每日3次)。共14天,痊愈患者门诊随访1年,观察复发次数。结果:治疗组总有效率95%,西药组总有效率

80%。经统计学分析，两组疗效差异有统计学意义（$P < 0.05$）。认为健脾活血利水疗法治疗中浆病优于单纯西医治疗[21]。

郝德业等以利水活血法为主治疗中心性浆液性视网膜脉络膜病变60例，予五苓散加减（组成：猪苓15g，茯苓24g，泽泻20g，白术12g，桂枝3g，黄芪30g，甘草3g）。初期，黄斑区水肿重加车前子、苍术、生薏苡仁；渗出较重或吸收缓慢加昆布、陈皮、柴胡、枳壳；病变恢复期，黄斑区渗出灶趋于硬性，难以消退加川芎、茺蔚子；形萎神疲、失眠多梦加枸杞子、远志；眼胀、心烦易怒加丹参。每日1剂，分2次口服，10天为1个疗程；服药同时，口服维生素B_1、维生素B_6、维生素B_{12}、肌苷。经1～3个疗程后判断。结果：显效：视力≥1.0，黄斑区水肿消失，渗出物吸收或遗留少许干性渗出，中心凹反光正常，荧光渗漏消失44例；有效：视力提高3行以上，黄斑区水肿明显减轻，渗出物部分吸收，中心凹反射出现或隐约可见，荧光渗漏明显减轻12例；无效：视力及眼底无改变，荧光血管造影无改变4例，总有效率为93.33%。对显效病例随访1年，复发4例，复发率为9.09%。认为采用以利水健脾、活血为主的中西医结合疗法治疗中心性浆液性视网膜脉络膜病变，疗效可靠，疗程缩短。

郝德业等认为，本病多由于疲倦内伤、玄府闭阻、脏腑功能失调，致气血瘀滞，水湿凝聚，结于眼底而形成黄斑水肿；水湿聚而成痰，故出现渗出。《素问·至真要大论》曰："诸湿肿满，皆属于脾。"黄斑水肿为脾失健运，水湿上泛，不能升清降浊，故治以健脾利水。唐容川《血证论》中说："血积即久，其水乃成。"指出了"水病不离乎血"的病理关系，提出了瘀血在先，瘀血发展到一定程度就可演变为水肿、渗出，故治疗上也应顾及此，在健脾利水之同时，又要活血利水，血水同治，以达脏腑阴阳平衡。

以利水活血法为主，用五苓散加减治疗本病，通过对60例患者的治疗观察，认为此类药物在治疗过程中，具有较强的渗湿利水、健脾之功效，从而有效地促进水肿、渗出的吸收，改善组织微循环，加快视网膜屏障功能的恢复。同时口服肌苷及维生素B族药物，可改善组织新陈代谢，促进组织修复，明显缩短疗程[22]。

逯阳等采用活血利水法加耳穴压丸治疗中心性浆液性视网膜脉络膜病变：药用丹参15g，红花10g，鸡血藤15g，当归10g，茺蔚子10g，茯苓10g，泽泻10g，猪苓10g，车前子10g，桂枝10g，白术10g。连服10天。口服三七片，1次4片，每日3次，连服2周。王不留行籽按压耳穴（取肝、眼、肾、脾），每日2～3次，每次5min，巩固疗效。结果：视力增至1.0，右眼黄斑水肿消退，渗出吸收，荧光素眼底血管造影渗漏消失，中心凹反射出现。随访1年，未见复发[23]。

梁凤鸣等采用活血利水法治疗中心性浆液性视网膜脉络膜病变。中医诊断：左眼视瞻昏渺，西医诊断：左眼中心性浆液性脉络视网膜病变。辨证为气滞血瘀，水湿停聚，治以行气活血，利水化湿。药用丹参30g，当归、赤芍、红花、川芎、白芍、柴胡、枳壳、车前子、黄柏各10g，川牛膝、苍术、茯苓各15g，桔梗5g。水煎服，每日1剂。结果：服7剂后自觉症状明显好转，左眼视力0.9，黄斑部水肿减轻，中心凹光反射可见，原方去枳壳，加郁金15g，僵蚕10g，继服7剂后，视物变形、变小等症完全消失，视力为1.2，黄斑部水肿消失，中心凹光反射清晰可见，病告痊愈[3]。

秦大军采用活血利水法治疗中心性浆液性视网膜脉络膜病变，药用丹参15g，红花10g，鸡血藤15g，当归10g，茺蔚子10g，茯苓10g，泽泻10g，猪苓10g，车前子10g，桂枝10g，白术10g，木香10g。水煎服，每日1剂。结果：连服10天，视力增至1.5，黄斑部水肿消退，渗出吸收，中心凹反射出现[5]。

严玲采用滋补活血利水法治疗中心性视网膜脉络膜炎36例42眼，药物组成：生地黄、泽泻、丹参各15g；山茱萸10g，牡丹皮、川芎、当归各12g。随症加减：发作期水肿严重者，加茯苓、车前子、猪苓；渗出物明显者，加昆布、海藻、夏枯草；恢复期加石斛、菊花、枸杞子、青葙子、决明子、木贼；阴虚火旺者，加肉桂少许；大便干结者，加生大黄；小便黄赤者，加木通；失眠多梦者，加首乌藤、远志、炙鸡内金；眼胀头痛者，加白芷、蔓荆子；腰酸梦遗、舌红苔光剥者，加龟甲、鳖甲。每日1剂，水煎，分2次服。10剂为1个疗程。黄斑区水肿较重，消退缓慢者，可配用醋酸强的松龙球后注射，同时服用维生素、地巴唑等。结果：痊愈（眼底黄斑部水肿渗出消失，中心凹反射恢复，视力可达到1.0以上，眼前黑影消失）33眼；显效（眼底黄斑部水肿大部分消退，视力提高四行以上）6眼；好转（眼底黄斑部病变略有好转，视力提高1～3行）4眼；无效（眼底病变及视力治疗前后无变化）2眼。总有效率为95.5%。视力好转时间最短者4天，最长者15天。

严玲认为，中心性视网膜脉络膜炎是一种常见的眼底病，病变局限于黄斑部。发病初期即有视力障碍，眼底检查可现黄斑水肿。本病属中医"目茫茫候、目黑候、视正反斜、视惑"等范畴，多因劳倦内伤，肝肾阴虚，精血不足，目失濡养所致。脏腑失调，玄府闭塞，脉道瘀滞以致眼底组织水肿、渗出、出血，而发本病。故遵滋补肝肾、活血化瘀、渗湿利水之法则，所拟方中，生地黄益气滋阴；当归养血活血；山茱萸补肝肾、益精血、通血脉、壮骨髓；牡丹皮凉血破瘀；

川芎行气活血；丹参入血分，通血脉，化瘀滞；泽泻善渗湿，利小便，消水肿。诸药合用，滋补、活血、利水三法并进，故用治中心性视网膜脉络膜炎，取效迅捷[24]。

朱忠才等采用活血利水法治疗中心性浆液性脉络膜视网膜病变：患者在当地医院诊断为中浆，予以西医常规治疗后未改善。因患者平素情志抑郁，时有两胁胀痛。辨为气滞血瘀，水湿停聚，治以活血解郁，利水化湿。药用：丹参20g，当归10g，赤芍10g，红花10g，川芎10g，白芍10g，柴胡10g，枳壳10g，猪苓10g，泽泻10g，车前子10g，牛膝15g，夏枯草15g，苍术15g，茯苓15g，桔梗5g，每日1剂，水煎服。7剂后自觉症状明显好转，视力提高，黄斑部水肿减轻。原方加减继服15剂后，视力明显提高，视物变形、变小等症完全消失，黄斑部水肿消退，渗出吸收，中心凹反射清晰可见。随访1年未复发[4]。

七、中心性渗出性脉络膜视网膜病变

王珍采用解毒活血利水法治疗中心性渗出性脉络膜视网膜病变28例29眼，服用解毒活血利水方药（组成：金银花30g，蒲公英30g，野菊花15g，赤芍15g，丹参15g，白茅根15g，蒲黄30g，茜草30g，车前子15g，茯苓12g，生甘草6g，随症加减，水煎服，日1剂，早晚分服，2周为1个疗程，每周6剂，观察2～3个疗程）。治疗后分别于1、2、3个疗程后复查远、近视力，最佳矫正视力及Amsler表；治疗后分别于1、2、3个疗程后复查眼底彩色照片，比较治疗前后出血、水肿及渗出吸收情况；治疗第3个疗程后复查FFA及OCT了解CNV渗漏变化情况；治疗第3个疗程后复查视野情况，比较治疗前后变化。采用SPSS17.0统计学软件分析统计数据。结果：①总体疗效：29只眼中总有效眼数为27只，总有效率为93.1%。②治疗前后视力比较：平均视力由治疗前0.26 ± 0.20提高到治疗后0.58 ± 0.35，$P < 0.05$，具有统计学意义，即治疗前后比较有显著性差异。③治疗前后Amsler方格表比较：治疗后Amsler方格表检查，27眼中23眼有效，总有效率为85.19%。④治疗前后黄斑部出血渗出及水肿情况比较：比较治疗前后眼底渗出、出血、水肿，有显著性差异（$P < 0.05$），即治疗后眼底渗出、出血、水肿显著性吸收。中心反光治疗前后$P > 0.05$，无统计学意义。⑤治疗后视野比较：治疗前由于5人5眼视力< 0.1，无法完成视野检查。结果显示治疗前视野平均缺损为−5.32±3.27（dB），治疗后视野平均缺损1.17±1.052（dB），比较治疗前后视野平均缺损，$P < 0.05$，说明治疗前后视野平均缺损有显著性差异。⑥治疗前后FFA检查，CNV渗漏情况比较：CNV的渗漏由治疗前的29眼减少到治疗后的8眼，比较治疗前后渗漏情况（$P < 0.05$），治疗后渗漏明显减轻。⑦治疗前后CNV生长部位比较：治疗前后CNV分级有显著性差异（$P < 0.05$）。

由此认为，"中渗"多由热毒蕴结日久，脉络瘀滞，营血外渗；血不利则为水，渗于脉外而致水肿，热伤血络，血溢脉外则为瘀血。热毒蕴结不除，扰动血络反复出血，导致黄斑区水肿、渗出，甚至机化，造成患者视力损害，甚至致盲。因此，提出解毒活血利水的治疗方法。

研究结果表明：解毒活血利水法能够加速"中心性渗出性脉络膜视网膜病变（CEC）"患者CNV萎缩，有效促进视网膜水肿的吸收，加快眼底渗出及出血的吸收，帮助视网膜恢复形态，进而有效提高视力，改善视功能[25]。

八、眼底出血

梁凤鸣等采用活血利水法治疗眼底出血疾病。中医诊断：视瞻昏渺（眼络阻塞）。西医诊断：右眼颞上支静脉阻塞。证属气滞血瘀，瘀血化水，治以活血利水。药用桃仁、当归、红花、川芎、茯苓、泽泻、枳壳各10g，猪苓、车前子、川牛膝、山楂、郁金各15g，三七粉3g（冲服）。水煎服，每日1剂。结果：服10剂后复诊，视力如前，右眼视力0.2，左眼1.0，右眼底出血少部分吸收，未见鲜红色新鲜出血灶，黄斑部亦如前，原方加丹参30g，鸡内金15g，煎服15剂。复查，右眼视力0.3，眼底出血大部分吸收，黄斑水肿较前减轻，上方去枳壳、猪苓，加水蛭5g，煎服7剂后右眼视力0.3，眼底出血基本吸收，形成白色机化灶，黄斑水肿消失，并形成黄白色机化，按上方继服7剂，随访半年，视力一直保持为0.3[3]。

汪伟探讨活血利水法治疗眼底出血的情况，通过对77例眼底出血患者的完整原始资料进行分析，发现：①77例眼底出血患者均不同程度地使用了活血化瘀药，使用率为100%，活血利水中药合用的有73例，占94.81%。②77例眼底出血患者中使用频次最高的方剂依次为生蒲黄汤加减、桃红四物汤合五苓散加减、生蒲黄汤合五苓散加减、桃红四物汤加减、血府逐瘀汤加减、生蒲黄汤合四物汤、生蒲黄汤合四君子汤加减。③77例眼底出血患者中使用频次最高的活血化瘀中药依次为川芎、丹参、生蒲黄、桃仁、牡丹皮、红花、赤芍、郁金；使用频次最高的利水渗湿中药依次为茯苓、白术、猪苓、泽泻、车前子、薏苡仁、桑白皮等。由此认为血瘀水停是眼病常见的病机，特别是在眼底出血性眼病中，活血利水法是中医治疗眼底出血的常用方法，活血化瘀法是中医治疗眼底出血的基本方法[26]。

九、视神经疾病

汪琳用活血利水汤治疗缺血性视神经病变17例17只眼，基本方：桃仁6g，红花6g，当归10g，赤芍10g，川芎10g，柴胡12g，车前子30g，泽泻10g，茯苓20g，生黄芪15g，郁金10g，香附12g，生甘草10g。气滞络阻型加陈皮10g，枳壳10g；气血两亏型加党参10g，白术10g，熟地黄10g；肝肾不足型加枸杞子20g，山茱萸10g，菟丝子20g。发病早期配合654-2注射液5mg，氟美松注射液2.5mg，球旁注射，静脉点滴维脑路通注射液0.4g，三磷酸腺苷注射液40mg，辅酶A注射液100U。后期基本方加减制成丸剂，口服。结果有效15例，无效2例[27]。

罗建国用活血利水法治疗缺血性视神经病变，认为缺血性视神经病变的病因为瘀和水。因为视神经前部缺血，小血管血流不畅或者阻塞，血不利则水不畅而致视乳头水肿。治法是活血利水。但患者年龄偏大，生理功能部分衰退，故佐以益气。组方为黄芪50g，薏苡仁、丹参各30g，葛根80g，茯苓、车前子、猪苓各15g，泽泻10g，肝阳上亢者加钩藤12g，石决明30；肝肾阴虚加枸杞子、女贞子各15g，菊花10g；气血亏虚者加全当归、枸杞子各15g。本病贵在早发现、早治疗，如合并高血压、糖尿病等必须同时治疗，如果误治或未及时治疗，可发展为视神经萎缩，复明无望[28]。

梁凤鸣等采用活血利水法治疗视神经炎疾病。中医诊断：右眼暴盲（目系猝病）。西医诊断：右眼视神经乳头炎。辨证为水血同病，目窍失养。治当活血利水，通窍开络。药用丹参、茵陈各30g，川牛膝、木瓜、大血藤、木贼、青葙子、赤芍各15g，地龙、鸡内金、苍术、黄柏各10g。水煎服，每日1剂。并辅以西药对症处理。结果：用药5天后复诊，右眼视力0.2，眼球转动痛减轻，眼底表现同前。上方加乌梢蛇10g，全蝎3g。煎服7剂后再诊，眼球转动痛消失，视力0.6，视乳头水肿减轻，视网膜水肿消失。复诊方继服10剂后检查，右眼视力1.0，视乳头充血、水肿全消失，诸症皆除，病告痊愈[3]。

逯阳等采用活血利水法加耳穴压丸治疗视乳头炎病变：可用活血利水汤，药用茺蔚子40g，泽兰、茯苓各15g，泽泻、白术各12g，当归尾、赤芍、茜草、车前子（包煎）各10g。有热者加大黄，虚火者加麦冬、天冬、石斛、沙参各10g；或知柏地黄汤加茺蔚子、车前子、泽兰、丹参、当归各10g。结果：在治疗眼底病时，只服中药，不用耳穴要比同时用两种方法，治愈时间延长2～5天。所以在服药的同时，同时按压耳穴可以起到相辅相成的作用，还可防止此病的复发[23]。

十、超声乳化术后角膜水肿

李群英等使用活血利水明目颗粒治疗超声乳化术后角膜水肿，将白内障超声乳化术后第1天发生2级以上角膜水肿的病例随机分为常规用药组与活血利水明目颗粒组，每组45例。常规用药组：给予妥布霉素地塞米松眼液、复方托吡卡胺眼液、重组牛碱性成纤维细胞生长因子眼液交替滴眼。3级以上角膜水肿，加用50%葡萄糖溶液滴眼，每日4次。活血利水明目颗粒组：在常规西药治疗的同时，加服具有活血利水、明目退翳功效的中药活血利水明目颗粒（当归10g，生地黄10g，赤芍10g，白术10g，茯苓10g，猪苓10g，泽泻10g，防风10g，密蒙花10g，蝉蜕6g，川芎6g），每日1剂，每剂调水 300mL，分3次口服。观察两组患者的临床疗效与角膜水肿消退时间。结果：经观察治疗2个疗程后，常规用药组治愈32例，有效10例，无效3例，治愈率71.1%，总有效率93.3%；活血利水明目颗粒组治愈41例，有效4例，无效0例，治愈率91.1%，总有效率100%。两组总有效率比较，差异无统计学意义（χ^2=3.103，P=0.078）；两组治愈率比较，差异有统计学意义（χ^2=6.681，P=0.035）。活血利水明目颗粒组治愈率明显优于常规用药组。常规用药组无效的3例患者，继续常规西药治疗，4周后角膜水肿明显减轻，8周后角膜水肿完全消退。继续随访3个月后，两组患者角膜均完全恢复透明，无1例角膜大泡发生。经观察治疗2个疗程后，活血利水明目颗粒组45例中，45例角膜水肿完全消退，平均消退时间为6.56±2.74天；常规用药组45例中，32例角膜水肿完全消退，平均消退时间为8.22±3.84天，两组比较，差异有统计学意义（t=−2.218，P=0.002），活血利水明目颗粒组角膜水肿消退时间较常规用药组明显缩短[29]。

十一、眼外伤

洪卫等用活血利水法治疗眼角膜睑烧伤22例，药用川芎、丹参、桃仁、泽泻、车前子（包）、赤芍、白芍各10g，柴胡、红花各6g，当归、茯苓各12g，生地黄、熟地黄各15g。急性期加连翘、葛根各10g，并以生理盐水反复冲洗，球结膜下注射抗坏血酸，阿托品散瞳；营养紊乱期加黄芪30g，并球结膜下注射自血；代偿性血管新生期加女贞子15g；瘢痕期加石决明30g，蝉蜕6g。结果治愈12例（54.55%），显效4例（18.18%），有效2例（9.09%），无效4例（18.18%），总有效率81.82%[30]。

孙慧悦认为视网膜震荡和挫伤后多见肝气不疏，气机不畅，加之视衣脉络组织损伤，致视衣气血逆乱，脉络瘀滞，故见津液聚集而水肿，血溢脉外而出血。治疗应以理气活血、通络利水为主。自拟视衣复明汤治疗视网膜震和挫伤，取柴胡、香附、川芎疏肝理气；桃仁、益母草、牛膝活血祛瘀；生地黄、茜草凉血止血、祛瘀止痛；泽泻、车前子利水渗湿；当归补血活血，桔梗载药上行，牛膝兼引血下行；益母草兼利小便，桃仁兼通大便，使病邪水湿由二便出；甘草调和诸药。加白茅根、生蒲黄助凉血止血；昆布、浙贝母软坚散结；诸药依证配伍共达疏通目窍脉络之目的，视衣得养，神光得以正常发越，则视物清晰。疗效：视网膜震荡40例42只眼，痊愈38只眼，显效4只眼，总有效率100%，治疗时间1～2疗程；视网膜挫伤34例36只眼，痊愈19只眼，显效12只眼，有效4只眼，无效1只眼，总有效率97.22%，治疗时间2～4疗程。结论：视网膜震荡较视网膜挫伤预后好、疗程短，视网膜震荡者视力多能恢复正常，视网膜挫伤者有可能导致视力伤失，故临证时要注意二者的区别，以明确预后和病程[31]。

逯阳等采用活血利水法加耳穴压丸治疗视网膜震荡：药用当归9g，桃仁9g，红花9g，赤芍9g，生地黄12g，川芎6g，黄芪9g，白术9g，升麻12g，茯苓12g，泽泻9g，猪苓12g。同时按压肝、肾、脾、眼等耳穴，每日3次，每次2～3min。结果：视力增至1.0，黄斑渗出吸收，中心凹反光可见，视网膜水肿消退[23]。

陈祖欣采用活血利水法治疗外伤性视网膜病变31例，药用川芎10g，牛膝15g，赤芍、白芍各10g，当归10g，桃仁10g，红花6g，丹参10g，柴胡6g，香附6g，茯苓12g，泽泻10g，车前子10g（包）。出血加蒲黄炭、荆芥炭，渗出重用红花，恢复期加黄芪、白术，治疗中同时服用维生素类。结果：经内服中药25～45剂后，视网膜水肿消失，出血吸收，黄斑区中心反光出现，视力恢复1.0～1.5者24例；视网膜水肿消退出血吸收，黄斑区少许色素沉着，视力0.6～0.8者5例；视网膜水肿减退，留有机化瘢痕，视力0.2～0.4者2例[32]。

阮克奋水血同治治疗外伤性前房积血，在出血早期宜止血化瘀、利水渗湿，方用宁血汤合五皮汤加减；在瘀滞期，宜活血祛瘀，行水导滞，方用桃红四物汤合五苓散加减，瘀滞严重者可加用地鳖虫、甘遂等破瘀遂水之品。曾诊治一案：中医属血灌瞳神、黑睛宿翳证。西医为外伤性继发性前房积血、继发性青光眼、角膜斑翳。初拟凉血止血、活血祛瘀之法均不效。后读《血证论》中有关水血同治及治水调气的论述，对本病做了进一步辨证：撞击目伤，损及眼络，血溢络外；瘀血久治不祛，血脉流行不畅，血不循经以致再度出血；久病精神抑郁，气机失畅，三焦气化失司，"神水者，由三焦而发源"。三焦气化失司，神水循环障碍而潴留于目内，且瘀血亦能化水，故眼球坚硬如石，此水蓄、血瘀同病，宜水血同治，法取活血破瘀、利水通络：当归15g，赤芍15g，白茅根30g，白术15g，茯苓30g，猪苓15g，车前子30g，栀子15g，地鳖虫10g，泽泻15g，柴胡6g，生甘草6g。疗效明显[33]。

十二、眼型外层渗出性视网膜病变

秦大军采用活血利水法治疗眼型外层渗出性视网膜病变药用泽兰10g，益母草30g，桃仁15g，川牛膝15g，猪苓15g，泽泻15g，车前子15g，木通15g。水煎服，每日1剂。结果：连服5剂。复视消失，复视像检查正常，上睑不回缩和迟落，眼球突出度右7mm，左17mm。随访5个月症情稳定[5]。

参考文献

[1] 李明飞，张殷建，阮雯洁. 疏肝活血利水法治疗难治性青光眼疗效观察[J]. 上海中医药杂志，2006，40（12）：50-51.

[2] 张旭，邹红，缪晚虹. 益气活血利水法治疗原发性开角型青光眼临床观察[J]. 上海中医药大学学报，2012，26（3）：58-60.

[3] 梁凤鸣，董道权. 活血利水法在眼科临床中的应用[J]. 浙江中医杂志，1997，（11）：507-509.

[4] 朱忠才，王炎杰，王伟志. 活血利水法治疗眼病的临床体会[J]. 辽宁中医杂志，2009（10）：1731-1732.

[5] 秦大军. 活血利水法在眼科的应用[J]. 中医杂志，1988（12）：25-26.

[6] 曾明葵. 养阴活血利水法治疗玻璃体积血15例[J]. 中国中医眼科杂志，1992，2（4）：233-234.

[7] 罗建国. 活血利水明目汤治疗视网膜静脉阻塞疗效观察[J]. 湖南中医药导报，2003，9（1）：55-56.

[8] 梁凤鸣，王莉，邓建华. 视网膜静脉阻塞的临床难点和中医药治疗体会[J]. 江苏中医药，2007，4（39）：23-24.

[9] 梁俊芳，孙景莹，纪丽君. 活血利水法联合倍频固体激光治疗糖尿病弥漫性黄斑水肿的临床观察[J]. 中国中医眼科杂志，2008，18（2）：70-72.

[10] 李游，接传红. 接传红益气活血、温阳利水法治疗糖尿病性

黄斑水肿的临床经验[J].中国中医眼科杂志，2014，24（2）：
111-112.

[11] 代丽娟，李晟，王明芳.水血同治法治疗糖尿病视网膜病变[J].
四川中医，2008，26（4）：10-11.

[12] 欧阳丽，王艳荣.益气活血利水法配合曲安奈德球后注射治疗
黄斑囊样水肿的临床观察[J].湖北中医杂志,2014,36（4）：2-3.

[13] 杜金铭.中药治疗黄斑囊样水肿的临床疗效观察[D].山东中医
药大学，2014.

[14] 叶春红.应用活血利水治疗中浆的研究.基层医学论坛，2006，
10（7）：634-635.

[15] 罗建国.活血利水明目汤加减辨证治疗中心性浆液性视网膜病
变66例[J].湖南中医药导报，2000，10（6）：27-28.

[16] 李树星，徐钦国，李强，等.复方马钱子注射液治疗中心性浆
液性脉络膜视网膜病变疗效观察[J].山东中医杂志，1995，14
（11）：489-490.

[17] 洪波，徐高.利水活血法治疗中心性浆液性脉络膜视网膜病变
疗效观察[J].中医研究，1995，8（3）：35.

[18] 王利亚.行气活血利水法为主治疗"中浆"20例[J].江苏中医，
1998，19（3）：32.

[19] 张以庚.行气活血利水法治疗中心性浆液性视网膜脉络膜病变
[J].中西医结合眼科杂志，1994（3）：161-162.

[20] 李翔，毛欣.活血利水法治疗中心性浆液性脉络膜视网膜病变
58例[J].江西中医药，2007，08：43-44.

[21] 宁交陶，颜家渝，黄映红，等.健脾活血利水法治疗中心性浆
液性脉络膜视网膜病变的临床研究[J].成都中医药大学学报，

2014，37（2）：50-52.

[22] 郝德业，武玉华.利水活血为主治疗中心性浆液性视网膜脉络膜病变60例[J].辽宁中医杂志，2004，31（7）：583.

[23] 逯阳，许蒲华，蔡红香.活血利水法加耳穴压丸在眼底病治疗中的应用[J].江西中医药，1994，S2：103-104.

[24] 严玲.滋补活血利水法治疗中心性视网膜脉络膜炎[J].湖北中医杂志，2004，26（3）：42.

[25] 王珍.解毒活血利水法治疗中心性渗出性脉络膜视网膜病变的临床观察[D].山东中医药大学，2012.

[26] 汪伟.活血利水法治疗眼病探讨[D].成都中医药大学，2009.

[27] 汪琳.活血利水汤治疗缺血性视神经病变17例[J].中医研究，2001，14（5）：54-55.

[28] 罗建国.活血利水消除缺血性视神经病变[N].大众卫生，2000，08：12007.

[29] 李群英，曹兴伟，汪伟，等.活血利水明目颗粒治疗超声乳化术后角膜水肿初步观察[J].国际眼科杂志，2013（10）：2091-2093.

[30] 洪卫，陈祖欣.活血利水法治疗眼角膜硷烧伤22例[J].实用中医药杂志，2000，16（1）：29.

[31] 孙慧悦.视衣复明汤治疗视网膜震荡和挫伤74例78眼[J].中医研究，2005，18（7）：46-47.

[32] 陈祖欣.活血利水法治疗外伤性视网膜病变31例[J].中国中医眼科杂志，1992，2（2）：88.

[33] 阮克奋.外伤性前房积血的水血同治[J].浙江中医学院学报，1989，13（5）：14-15.